A mulher de 40

sua sexualidade e seus afetos

REGINA BEATRIZ SILVA SIMÕES

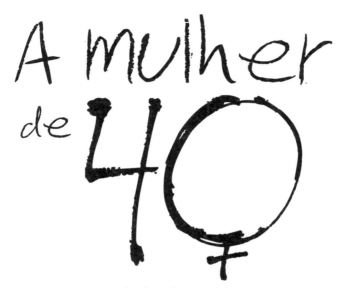

A mulher de 40

sua sexualidade e seus afetos

2ª edição

GUTENBERG

Copyright © 2006 Regina Beatriz de Resende Silva
2011 Regina Beatriz Silva Simões
2011 Editora Gutenberg

CAPA
Diogo Droschi

EDIÇÃO DE TEXTO
Andréia Vitório

EDITORAÇÃO ELETRÔNICA
Carolina Rocha

REVISÃO
Ana Carolina Lins
Vera Lúcia De Simoni Castro

GERENTE EDITORIAL
Gabriela Nascimento

Revisado conforme o Novo Acordo Ortográfico.

Todos os direitos reservados pela Editora Gutenberg. Nenhuma parte desta publicação poderá ser reproduzida, seja por meios mecânicos, eletrônicos, seja via cópia xerográfica, sem a autorização prévia da Editora.

EDITORA GUTENBERG LTDA.
Av. Paulista, 2073, Conjunto Nacional, Horsa I, 11º andar, Conj. 1101
Cerqueira César . São Paulo . SP . 01311-940
Tel.: (55 11) 3034 4468

Rua Aimorés, 981, 8º andar . Funcionários
Belo Horizonte . MG . 30140-071
Tel.: (55 31) 3222 6819

Televendas: 0800 283 13 22
www.editoragutenberg.com.br

Simões, Regina Beatriz Silva

S586a   A mulher de 40 – sua sexualidade e seus afetos / Regina Beatriz Silva Simões . – 2. ed. – Belo Horizonte : Editora Gutenberg, 2011.

120 p.

ISBN 978-85-89239-36-3

1.Sexualidade. 2. Sexologia. 3. Literatura brasileira. I.Título.

CDU 613.88

Ao Agostinho, meu marido,
parceiro dos melhores sonhos.
Às minhas filhas, Gabriela e Marina,
por serem especiais.

A mulher madura
Affonso Romano de Sant'Anna

O rosto da mulher madura entrou na moldura de meus olhos.

De repente, a surpreendo num banco olhando de soslaio, aguardando sua vez no balcão. Outras vezes ela passa por mim na rua entre os camelôs. Vezes outras a entrevejo no espelho de uma joalheria. A mulher madura, com seu rosto denso esculpido como o de uma atriz grega, tem qualquer coisa de Melina Mercouri ou de Anouke Aimée.

Há uma serenidade nos seus gestos, longe dos desperdícios da adolescência, quando se esbanjam pernas, braços e bocas ruidosamente. A adolescente não sabe ainda os limites de seu corpo e vai florescendo estabanada. É como um nadador principiante, faz muito barulho, joga muita água para os lados. Enfim, desborda.

A mulher madura nada no tempo e flui com a serenidade de um peixe. O silêncio em torno de seus gestos tem algo do repouso da garça sobre o lago. Seu olhar sobre os objetos não é de gula ou de concupiscência. Seus olhos não violam as coisas, mas as envolvem ternamente. Sabem a distância entre seu corpo e o mundo.

A mulher madura é assim: tem algo de orquídea que brota exclusiva de um tronco, inteira. Não é um canteiro de margaridas jovens tagarelando nas manhãs.

A adolescente, com o brilho de seus cabelos, com essa irradiação que vem dos dentes e dos olhos, nos extasia. Mas a mulher madura tem um som de adágio em suas formas. E até no gozo ela soa com a profundidade de um violoncelo e a sutileza de um oboé sobre a campina do leito.

A boca da mulher madura tem uma indizível sabedoria. Ela chorou na madrugada e abriu-se em opaco espanto. Ela conheceu a traição e ela mesma saiu sozinha para se deixar invadir pela dimensão de outros corpos. Por isto as suas mãos são líricas no drama e repõem no seu corpo um aprendizado da macia paina de setembro e abril.

O corpo da mulher madura é um corpo que já tem história. Inscrições se fizeram em sua superfície. Seu corpo não é como na adolescência uma pura e agreste possibilidade. Ela conhece seus mecanismos, apalpa suas mensagens, decodifica as ameaças numa intimidade respeitosa.

Sei que falo de uma certa mulher madura localizada numa classe social, e os mais politizados têm que ter condescendência e me entender. A maturidade também vem à mulher pobre, mas vem com tal violência que o verde se perverte, e sobre os casebres e corpos tudo se reveste de uma marrom tristeza.

Na verdade, talvez a mulher madura não se saiba assim inteira ante seu olho interior. Talvez a sua aura se inscreva melhor no olho exterior, que a maturidade é também algo que o outro nos confere, complementarmente. Maturidade é esta coisa dupla: um jogo de espelhos revelador.

Cada idade tem seu esplendor. É um equívoco pensá-lo apenas como um relâmpago de juventude, um brilho de raquetes e pernas sobre as praias do tempo. Cada idade tem seu brilho, e é preciso que cada um descubra o fulgor do próprio corpo.

A mulher madura está pronta para algo definitivo. Merece, por exemplo, sentar-se naquela praça de Siena à tarde acompanhando com o complacente olhar o vôo das andorinhas e as crianças a brincar. A mulher madura tem esse ar de que, enfim, está pronta para ir à Grécia. Descolou-se da superfície das coisas. Merece profundidades. Por isto, pode-se dizer que a mulher madura não ostenta jóias. As jóias brotaram de seu tronco, incorporaram-se naturalmente ao seu rosto, como se fossem prendas do tempo.

A mulher madura é um ser luminoso e repousante às quatro horas da tarde, quando as sereias se banham e saem discretamente perfumadas com seus filhos pelos parques do dia. Pena que seu marido não note, perdido que está nos escritórios e mesquinhas ações nos múltiplos mercados dos gestos. Ele não sabe, mas deveria voltar para casa tão maduro quanto Yves Montand e Paul Newman, quando nos seus filmes.

Sobretudo, o primeiro namorado ou o primeiro marido não sabem o que perderam em não esperá-la madurar. Ali está uma mulher madura, mais que nunca pronta para quem a souber amar.

O texto foi extraído de
A mulher madura. São Paulo: Rocco, 1986.

Sumário

Nota à 2ª edição   13

Prefácio – Gerson Lopes   15

Transformações   17

Capítulo I – Definições   21
    Climatério e menopausa   21
    TPM: Tensão Pré-Menstrual   26
    A terapia de reposição hormonal   31

Capítulo II – Breve histórico da vida sexual da mulher ocidental   37
    A luta histórica das mulheres brasileiras   46

Capítulo III – 40 anos   57
    Sexualidade aos 40 anos   63
    Homossexualidade feminina   67
    A bissexualidade feminina   73
    A influência da mídia na sexualidade   78

Capítulo IV – A mulher e o envelhecimento 85

   A presença do ginecologista na trajetória de vida da mulher 100

   Maternidade tardia 107

Mais, ainda... 113

Referências 117

Nota à 2ª edição

Em abril de 2006, ocasião do lançamento da 1ª edição deste livro, recebi um gentil cartão do estimado escritor Affonso Romano de Sant'Anna, que dizia: "Querida, nessas alturas seu livro deve estar na 3ª edição. Merecida. Meu abraço coadjuvante".

Confesso que naquela época a possibilidade da reedição me parecia remota e suas palavras, um tanto generosas. Hoje, sinto-me abençoada com os seus votos e entrego, mais uma vez, ao público, a minha escrita.

O livro *A mulher de 40 – sua sexualidade e seus afetos* reflete um momento particular e distinto da minha vida profissional: o trabalho com a Sexologia.

Procurei nesta 2ª edição preservar o conteúdo do texto, fazendo naturalmente algumas pequenas alterações. Acredito que elas façam diferença na leitura.

Reeditar este texto só faz sentido, porque me possibilita pensar a singularidade de cada mulher. E porque, como dizia Lacan, *com a repetição, a possibilidade de uma nova criação é evocada...*

Que os depoimentos contidos no livro, fontes de identificações e fantasias, continuem a sensibilizar os meus leitores.

Regina Beatriz
Setembro de 2011

Prefácio

Gerson Lopes[*]

Até pouco tempo atrás, pouco se falava sobre a mulher de 40 anos, principalmente no que diz respeito à sua sexualidade e aos seus afetos. Muitas vezes, a reflexão e a discussão sobre essa mulher não avançavam, ficando restritas à questão da reprodução e aos problemas decorrentes da gravidez nessa etapa da vida, fruto do avanço da medicina e algo inconcebível em outras épocas. A maternidade tardia, porém, é apenas uma das conquistas da mulher contemporânea.

Com sua vasta experiência em Psicoterapia, a psicóloga Regina Beatriz consegue, com muita propriedade e de maneira muito peculiar, por intermédio desta obra,

[*] Médico formado pela Faculdade de Medicina de Juiz de Fora (1979). Ginecologista e Sexólogo. Coordenador do Setor de Sexologia do Hospital Mater Dei (Belo Horizonte/MG). Coordenador do Projeto Sexualidade com Qualidade da Associação SABER/SP. Membro Titular da Academia Internacional de Sexologia Médica (AISM). Presidente da Comissão Nacional de Sexologia da Federação Brasileira das Sociedades de Ginecologia e Obstetrícia (FEBRASGO).

entrar no universo dessa mulher que, apesar de já ter vivido bastante, ainda tem muito a realizar e a experimentar. Como forma de enriquecer a leitura, Regina apresenta depoimentos emocionantes. Por meio deles, ela deixa claro que a idade traz muitos ganhos. A sabedoria, a coragem e a serenidade são alguns deles.

A passagem pelos 40 anos não significa necessariamente uma etapa de sofrimentos. Muitos costumam relacionar essa idade a um período de crise, o que pode acontecer. Mas é necessário entender que crise é um momento para se organizar e planejar um amanhã melhor. É hora de movimentar, provocar mudanças. Sair de onde se está. Essa etapa pode ser vivida de inúmeras maneiras. "Rever valores, usufruir possíveis conquistas, 'dar uma reviravolta' e se atentar às coisas deixadas de lado podem vir a ser uma opção de vida. A mulher de 40 anos não tem medo de morrer. Tem medo de não viver."

É importante que ela não encare a idade como fator de diminuição do prazer sexual. É equivocado pensar que a sexualidade começa na puberdade e termina na menopausa. Podemos dizer que nessa fase da vida a sexualidade não é melhor nem pior, é apenas diferente. Mudanças começam a aparecer no padrão de resposta sexual, em função de alterações hormonais. Aspectos psicológicos podem favorecer o momento do prazer sexual, na medida em que algumas mulheres, com o passar dos anos, tornam-se menos inibidas e mais experientes sexualmente. Cada mulher é uma mulher. Mas todas podem realizar-se em seus afetos e em sua sexualidade.

Querem saber mais? Então, boa leitura.

Transformações

O que deseja a mulher de 40 anos nos dias de hoje? Como ela vive seus afetos e sua sexualidade? O que a torna diferente da mulher de gerações passadas? Esses questionamentos confirmam a ideia de que a sexualidade feminina, embora pouco estudada em faculdades de Psicologia ou Medicina, é um dos assuntos mais estimulantes para a pesquisa, em razão da multiplicidade de fatores sociais, econômicos, familiares e culturais que a condicionam. A sexualidade feminina é um tema no qual encontramos verdades, mentiras e tabus. É também uma experiência na qual se projetam sonhos e fantasias. A mulher de 40 anos continua sonhando, desejando e querendo viver novas sensações. Será possível?

O despertar para as mudanças que verificamos no cotidiano da mulher ocidental pode ser comprovado em dados da História. Nas etapas de desenvolvimento da mulher e em sua atuação no dia a dia, encontramos categoricamente traços de garra, energia, força e vitalidade, o que nos permite falar sobre a formação de uma nova mulher através dos tempos. Essas e outras questões são apresentadas neste livro. Ele pretende ser uma colaboração efetiva na reflexão sobre o discurso feminino, um retrato consistente sobre a evolução da mulher ocidental em sua vida afetiva e sexual.

Em alguns momentos, considerada quase sagrada, dona de uma misteriosa força geradora, em outros, submissa, marginalizada, sem voz ou lugar, a mulher progride ao longo da História e assume um lugar absolutamente distinto em nossa cultura.

Esposa, mãe, filha, amiga, amante, estudante e trabalhadora. A mulher de hoje adota vários papéis. Não são poucas as que são provedoras de suas casas e famílias. Muitas moram sós e se sustentam. Outras são separadas e cuidam sozinhas do(s) filho(s) e da casa, desempenhando o papel de pai e mãe. No mercado de trabalho e nas carteiras das salas de aulas a mulher se aprimora, adquire autonomia financeira e muitas vezes adia o sonho de ser mãe em nome da conquista da independência. Tomando para si tantos papéis, é importante que a mulher se permita viver.

Entretanto, esse processo é recente. Reclusa no domínio do privado, pressionada por convenções machistas e pela vontade do homem, a mulher de hoje vai aos poucos conquistando seu espaço, tornando-se protagonista de sua vida. Este livro mostra o que muitas vezes ela não conseguiu comunicar com as palavras, mas o fez com seu posicionamento e seu desejo de justiça. As que se submetem aos homens ou às circunstâncias desfavoráveis e têm medo ou imobilidade perante a insatisfação com a vida é porque não descobriram o potencial que têm.

Levantar questões sobre a sexualidade e a afetividade da mulher de 40 anos tem como objetivo introduzir o tema, não esgotá-lo. Os depoimentos que o livro apresenta têm como denominador comum a sensibilidade, a luta, a coragem e o desejo de mudança da mulher. Os depoimentos mostram histórias de conquistas, escolhas, dores, alegrias, reflexões e revelam verdades guardadas a sete chaves. O discurso de cada uma é preservado na íntegra e no anonimato.

Eles foram colhidos entre 2002 e o início de 2006 e enriquecem a leitura deste livro. Na terapia de casal era a parceira quem demonstrava querer falar mais sobre seus sentimentos, ir ao encontro de seus problemas e necessidades. Cada mulher foi escolhida tomando por base a história de vida e o modo como encarava sua sexualidade e seus afetos. Elas aceitaram participar com a condição de terem sua identidade preservada e não se gravarem entrevistas.

Essas mulheres não quiseram deixar rastros. Entretanto, o medo de serem descobertas pelos maridos, companheiros e conhecidos não as impediu de compartilhar suas histórias. Poucos foram os depoimentos redigidos no computador, a maioria foi escrita à mão, com certeza em um momento só delas. Com o desejo de colocarem no papel um pouco de suas verdades, disseram ter se sentido bem, com a sensação de "alma lavada" ao se permitirem participar de uma iniciativa que propõe pensar a mulher em seus afetos e em sua sexualidade de uma forma respeitosa e séria.

Capítulo I

Definições

Climatério e menopausa

Para a mulher de 40 anos viver seus afetos e sua sexualidade de maneira saudável, é valioso que ela volte o olhar para si. É fundamental que conheça o seu corpo. O climatério e a menopausa são alguns dos processos pelos quais todas as mulheres vão passar e que precisam ser compreendidos em seus sinais e sintomas. Na linguagem popular, os termos "climatério" e "menopausa" são usados como sinônimos, mas na realidade não são. Esses dois conceitos significam mudanças, mas podem, e devem, ser encarados de forma positiva.

O termo climatério vem do vocábulo grego "*kli-makter-eros*", que denota um período de vida considerado *crítico*. Termo amplo. Por ser crítico, significa que pode ser criativo e construtivo, sendo um período adequado para reavaliações, reflexões e soluções. Afinal, é no período crítico que nasce a necessidade da mudança, da busca pela satisfação. Segundo o *Dicionário Houaiss*, climatério é o "período que precede o término da vida reprodutiva da mulher, marcado por alterações somáticas e psíquicas e que se encerra na menopausa".

O climatério feminino compreende três fases: a pré-menopausa, a menopausa e a pós-menopausa. Ele é considerado uma fase da vida, um período de transição da mulher até que, aos 65 anos, uma nova etapa se inicie: a senectude. Já a menopausa é a data da última menstruação, o que pode significar o marco final da vida reprodutiva. De acordo com o mesmo *Dicionário Houaiss*, menopausa é a "interrupção fisiológica dos ciclos menstruais, devido à cessação da secreção hormonal dos ovários".

Do ponto de vista estritamente biológico, as mulheres passam por uma parada de produção, por parte dos ovários, do principal hormônio feminino, denominado estrogênio. A falta desse hormônio pode interferir em uma série de sistemas do corpo e participar de cada um dos sintomas presentes nessa fase da vida. A diminuição dos níveis hormonais é um processo natural que ocorre com as mulheres e se inicia ao redor dos 40 anos, e os sinais e os sintomas podem variar de uma pessoa para outra. As modificações costumam afetar não só o aspecto fisiológico da mulher, mas também o psicológico.

> O estereótipo brasileiro da mulher climatérica define-a como irritável, mal-humorada, histérica e deprimida. Em resposta a essa programação psicossocial, grande parte das mulheres climatéricas apresenta sintomas psicogênicos como insônia, depressão e envelhecimento (LOPES; MAIA, 1995, p. 39).

A ideia trazida nesse trecho pode ser confirmada nos relatos de experiências que encontramos muitas vezes nos consultórios. O medo de envelhecer costuma ser associado à perda da libido. Falar de envelhecimento é quase que situar a mulher numa situação errônea de assexuada.

A palavra menopausa, de origem grega *men* (mês) e *menos* (lunação), acrescida do radical grego *pausis*, expressa cessação, repouso. É necessário, porém, destacar que ela se caracteriza pelo fim das menstruações, período em que cessam as funções reprodutivas da mulher, não as sexuais. Engana-se quem pensa que a menopausa significa o fim de uma vida sexual ativa e saudável.

Assim como as estações do ano, as mudanças na vida da mulher são nítidas, sucessivas e irrefreáveis. E envelhecer não quer dizer adoecer, e sim vivenciar um processo normal do ciclo de vida, que pode trazer prazeres e alegrias. Mas é necessário que a mulher cuide de si. E, se possível, que isso aconteça desde cedo.

> **❝**Se eu soubesse como é bom chegar na quarta década de vida, não teria me preocupado tanto, durante tanto tempo, com o preconceito que existe com relação à mulher de 40 e, de modo geral, com relação ao envelhecimento na nossa cultura. É bom demais ter experiência, ver a vida com um pouco mais de serenidade e perspectiva, saber que as coisas mudam, mas a gente aprende e supera, e que a alegria é um ato consciente e necessário.

As amizades de uma vida inteira são preciosas, os novos amigos são escolhidos cuidadosamente, e sabemos o que funciona para nós e o que deve ser dispensado. Um bom companheiro é uma coisa conquistada, e aprendemos que em todas as idades a gente pode amar e ser amada. Sexo é melhor ainda sem a preocupação de engravidar, e a menopausa é uma experiência enriquecedora quando nos conhecemos bem, pois junto com as perdas vêm também conquistas e uma autonomia maior com relação ao próprio corpo.

Sinto que estou mais segura do meu lugar no mundo, e os valores que definem minhas decisões e atitudes são mais claros agora do que há 10 ou 20 anos. Só há vantagens quando a gente se cuida e trabalha os próprios problemas, pois temos mais a oferecer. Se é bom assim aos 40, já pensou aos 50?"

(T.B.C.S., professora de línguas, 44 anos)

Deparar-se com o climatério e, posteriormente, com a menopausa é estar diante de um novo tempo. É a vida se diversificando e suplicando acolhida.

O medo de envelhecer, assim como o medo de morrer, acompanha o ser humano em toda a sua existência. Em uma sociedade como a nossa, onde se cultua o belo, o jovem e o viril, o envelhecimento passa a ser uma constante ameaça, sobretudo para a mulher.

Conflitos com o parceiro, desequilíbrio nas relações interpessoais, falta de confiança, problemas de intimidade e de comunicação, falta de desejo sexual, tédio na relação e técnicas sexuais pobres podem gerar dificuldades sexuais em qualquer faixa etária. Todavia, no climatério a mulher torna-se mais sensível e vulnerável a essas situações, já que em muitos casos ela se sente menos atraente, com menos desejo sexual.

É necessário frisar que nesse período a mulher pode, com sua força de vontade e o reconhecimento da necessidade de novas posturas, romper com uma situação que veio se estendendo ao longo da vida. É passada a hora de se realizar, ou pelo menos de trabalhar nesse sentido. E pode ser que somente no climatério ela consiga, com sua maturidade e experiência, ter sabedoria para mudar, caso seja necessário.

> Algumas mulheres observam uma diminuição no desejo sexual, muitas outras, na realidade, sentem um aumento no apetite erótico, durante os anos da menopausa (KAPLAN, 1994, p. 118).

Mulheres insatisfeitas com a vida sexual, seja por questões emocionais ou físicas, usam como desculpa a falta de desejo ao se depararem com a menopausa. Provavelmente, por limitações pessoais, não puderam ao longo da vida enfrentar tais dificuldades. É imprescindível vigorar a ideia de que o modo como a mulher lida com sua sexualidade e seus afetos determina sua qualidade de vida. Abrir um canal para esse diálogo é tarefa do sexólogo, visto que sempre existirá a possibilidade do resgate da sexualidade, porção significativa da vida.

TPM: Tensão Pré-Menstrual

"Chego aos 40 com muito entusiasmo. Sinto-me privilegiada com a vida que escolhi. Porque de fato somente agora é que a gente percebe que somos aquilo que escolhemos. Vivo com um companheiro que me dá alegrias – ele é de bem com a vida, cheio de energia, tranquilo e traz segurança a nós, familiares. É o homem que ainda amo depois de 18 anos de casamento.

Temos uma filha linda – de 14 anos – que agora desabrocha para o mundo. Às vezes assusto-me ao olhá-la tão moça, tão exuberante, tão cheia de rapazes ao seu redor. Ficou 'prá trás' aquela menininha tão minha!

Quando observo minha filha, não deixo de pensar na minha adolescência: a alegria intensa, entusiasmo pelas festas, paixões passageiras e intensas, amizades mil... Minha filha é o pedaço mais bonito da minha vida. Distinto, precioso.

Às vezes, ao observar meu corpo, sinto que envelheci. Engordei alguns quilos com o passar dos anos (e é tão difícil eliminá-los!), ganhei algumas ruguinhas ao redor dos olhos, minha mama, antes tão bonita, infalivelmente se modificou. Mas isso não me intimida. Uso e abuso dos recursos que a modernidade traz: sutiãs reforçados para eu não me sentir feia ou menos atraente, cremes mil, luzes no cabelo, etc...

Adoro fazer caminhadas, me bronzear, dançar, encontrar os amigos que felizmente a vida selecionou. Prefiro um bom vinho a muita cerveja com conhecidos. Sou mais dorminhoca. Não troco meu sono por qualquer programa.

No trabalho, sou mais seletiva. Não mais me desgasto com horas extras. Faço benfeito, mas tenho muita coisa boa a fazer além de trabalhar.

Adoro conversar com minha filha e seus amigos. A juventude me alegra e me emociona. E me faz pensar na vida sem muito susto e compreender que o tempo se sucede independentemente da nossa vontade.

Hoje, entretanto, me preocupo mais com a saúde do que antes. A TPM me incomoda profundamente. Sinto-me irritada, gulosa, chata, sofrida. Acho que é a pior coisa que o tempo traz. É um sofrimento que foge ao meu controle. Recorro às massagens, procuro relaxar, dobrar o exercício físico, mas juro que não tenho tido grandes ganhos. Meu ginecologista é paciente, mas, honestamente, não entende dessa dor... Mas não quero pensar em não menstruar. Essa ideia ainda me assusta. Vou convivendo como posso.

Quero viver muito ainda. Tenho mil projetos: viagens, estudos, sucessos da minha filha para curtir. Quero continuar a me alimentar da deliciosa convivência que o casamento me traz... enquanto valer a pena."

(M.M.A., gerente de moda, 40 anos)

Em 1931, o médico e pesquisador norte-americano Robert Frank publica um trabalho alertando os profissionais sobre o fato de algumas mulheres se sentirem "muito mal" no período que antecede à menstruação. Isso foi considerado na época uma doença e recebeu o nome de Tensão Pré-Menstrual (TPM). Definida como um conjunto de sintomas físicos, psicológicos e comportamentais que interfere no cotidiano da mulher durante a fase luteal do ciclo, que dura desde a ovulação até o início da próxima menstruação, a TPM melhora ou desaparece com a vinda do fluxo menstrual. Seus sintomas se acentuam com a chegada do climatério.

As alterações psicológicas mais comuns nas mulheres são: irritabilidade, nervosismo, descontrole das ações ou emoções, agitação, raiva, insônia, dificuldade de concentração, lentidão, depressão, sensação de cansaço, ansiedade, confusão, esquecimento frequente, baixa autoestima, paranoia, hipersensibilidade emocional e ataques de choro. Além desses sintomas, outros costumam surgir: dores abdominais, inchaço, constipação, náusea, vômitos e sensação de peso.

Não podemos nos esquecer de que a pele também sofre alterações. Acne, inflamações com coceira e agravamento de problemas dermatológicos preexistentes são comuns durante a TPM. As mulheres costumam queixar-se também de dores de cabeça, tonteira, desmaios, entorpecimento, sensação de zumbido, contrações musculares, palpitações e descoordenação dos movimentos.

O aumento da retenção de líquido, causando sudorese fácil, o inchaço das mamas, o ganho de peso periódico, a diminuição do volume da urina (o que contribui para a retenção de líquido) são outros sintomas, bem como a maior predisposição a alergias e gripes, alterações visuais, conjuntivites (não necessariamente infecciosa), palpitações do coração, dores menstruais, diminuição da libido, mudanças no apetite e ondas de calor ou fogacho.

Muitos estudos têm sido desenvolvidos sobre o tema, uma vez que se estima que aproximadamente 85% das mulheres apresentam alguns dos sintomas pré-menstruais em alguma etapa da vida. Apenas 3% a 5% delas sofrem uma interferência mais aguda a ponto de não conseguir desenvolver suas atividades rotineiras. As mulheres com tendência à depressão estão mais predispostas a esse transtorno.

A TPM é queixa frequente das mulheres das últimas gerações, sentida, de fato, como um espinho, já que traz desconfortos visíveis na vivência do seu dia a dia. O discurso da paciente na clínica psicológica mostra que alguns sintomas são mais recorrentes: a melancolia, a depressão, a apatia, a queda da libido, a insônia e, sobretudo, a irritabilidade acompanham a mulher nesse período de vida e trazem fortes incômodos. A oscilação de humor incontrolável, o choro fácil, a ansiedade, presente sobretudo na conduta alimentar – come-se em demasia nesses dias –, são comportamentos que fogem ao controle da mulher. Também são registradas queixas de náuseas, retenção de líquidos, inchaço das mamas e ganho de peso. Os relatos de "angústia inexplicável" são frequentes e acentuados nesses dias.

Suas causas continuam a ser estudadas, e até agora pode-se dizer que a principal delas se relaciona ao metabolismo de cada mulher, aliada às mudanças hormonais a que estão sujeitas. A TPM parece ser um distúrbio relacionado ao desequilíbrio entre os dois principais hormônios femininos: estrogênio e progesterona, envolvidos na segunda fase do ciclo menstrual, após o período da ovulação e antes da menstruação.

A concentração dos hormônios sexuais varia no decorrer do ciclo menstrual. Logo que termina a menstruação, tem início a produção de estrogênio, que atinge seu pico por volta do 14º dia do ciclo, quando então começa a cair e aumenta a produção de progesterona. O nível desses dois hormônios praticamente chega a zero durante a menstruação.

O componente hereditário também é observado como causa da TPM, visto que o histórico familiar de depressão nas pacientes confirma essa associação.

Cada vez mais instruídas e conscientes, as mulheres não negam a questão. Ao contrário, investem no esclarecimento do problema, orientadas quase sempre por profissionais, procurando viver esses momentos com a cautela necessária. Para as que sofrem com a TPM e não procuram ajuda de profissionais, fica a sugestão.

O tratamento para a TPM ainda é questionável. Os médicos sugerem a modificação da dieta como conduta benéfica: é indicado aumentar a quantidade de proteínas, ingerir o suplemento vitamínico B6 com cálcio e magnésio e diminuir a ingestão de açúcar, sal, café e álcool. Mas só uma dieta equilibrada não é suficiente. É preciso combater o sedentarismo, fator facilitador de doenças degenerativas crônicas graves, para se ter melhora na aptidão física e mais disposição para viver.

A Organização Mundial de Saúde ainda não reconheceu a Tensão Pré-Menstrual como uma entidade patológica.

A terapia de reposição hormonal

O climatério, seguido da menopausa, era considerado um acontecimento irreversível e natural anos atrás, mais precisamente entre 1940 e 1950. Os sintomas da falta do estrogênio eram vistos como incômodos ou desconfortos que as mulheres "mais velhas" deveriam experimentar, ou talvez suportar, no seu cotidiano. As ondas de calor, provenientes da falta de estrogênio, eram tratadas até então com sedativos e prática de exercício físico.

Há aproximadamente 50 anos, os cientistas conseguiram sintetizar e comercializar os estrogênios, disponibilizando-os no mercado. Os médicos perceberam que a Terapia de Reposição Hormonal poderia eliminar sintomas imediatos da falta desse hormônio, como as conhecidas ondas de calor. Posteriormente, ficou claro que esta terapia poderia atuar eliminando outros incômodos,[1] produzindo efeitos não tão imediatos, mas a longo prazo, nos ossos ou na vagina da paciente.

Por volta de 1960, surge com o sucesso da Terapia de Reposição Hormonal a ideia esperançosa de que as mulheres, ao fazerem uso do estrogênio, poderiam permanecer jovens para sempre.

---

[1] A atrofia da mucosa vaginal é um dos efeitos apresentados que dificulta a penetração na relação sexual, pois o estrogênio é o responsável direto pela lubrificação da parede vaginal. Outro sintoma é a desmineralização dos ossos (perda do cálcio), levando com isso à osteoporose.

Entretanto, em meados da década de 1970, relatos de aumento de casos de câncer no útero entre pacientes que se submeteram à Terapia de Reposição Hormonal assustaram tanto as mulheres quanto a Medicina. No final dessa década, a terapia de reposição de estrogênio só era usada quando extremamente necessária, em pequenas doses e por tempo mínimo.

A Medicina, então, tentou preencher essa lacuna com a indicação de cremes à base de estrogênio, de uso tópico, na hipótese de prevenir a atrofia e a secura vaginal. Ficou claro, porém, que o estrogênio em cremes era rapidamente absorvido, provocando níveis desse hormônio no sangue tão perigosos quanto os usados em comprimidos.

No início da década de 1980, muitas pesquisas foram desenvolvidas, e observou-se que talvez a combinação de estrogênio e progesterona apresentasse resultado mais satisfatório para a mulher.

Essa descoberta mostrou que a Terapia de Reposição Hormonal com progesterona poderia proteger as mulheres do câncer de útero e ajudar na prevenção da osteoporose, de atrofia e fraturas ósseas e da perda de lubrificação vaginal.

O tratamento passa a ser amplamente utilizado. As pesquisas prosseguiram nos anos seguintes, apresentando às vezes resultados contraditórios em relação ao câncer de mama, o que fez com que as mulheres ficassem relutantes ao tratamento, temerosas e inseguras.

"Quando penso na minha idade e na reposição hormonal que provavelmente terei

que fazer em breve, vejo-me temerosa e cheia de dúvidas. Cada vez que vou ao ginecologista, mesmo para a consulta anual, vou cheia de pavores.
- Será que o risco que corro de ter um câncer de útero ou de mama é menor que os benefícios de que posso usufruir?
- A reposição hormonal diminui o desejo sexual ou isso é lenda?
- Vou parar de menstruar com o tratamento ou ainda terei sangramentos?
- A lubrificação na vagina se altera com o uso dos hormônios?
- Terei que fazer mamografias num período de tempo menor do que já faço?
- Vou ter que tomar hormônios pro resto da vida?

Na verdade, o envelhecimento deveria ser menos assustador. É essa a maior angústia que carrego nos meus 45 anos."

(P.J.M., manicure, 45 anos)

As dúvidas sobre a Terapia de Reposição Hormonal ainda persistem e fazem parte do universo feminino e do discurso em nossos consultórios. Médicos devem ser consultados, e é importante dizer que cada mulher pode reagir de um modo diferente ao tratamento.

"Na atualidade a Terapia de Reposição Hormonal (TRH) objetiva manter a qualidade de vida da mulher.

A mulher que entra na menopausa e apresenta os sintomas típicos desse período, como ondas de calor, sudorese, irritabilidade, redução da lubrificação vaginal e insônia, tem benefícios com o tratamento e supera as possibilidades de complicações, por exemplo, alterações da mama e do útero.

A TRH não diminui o desejo sexual e poderá às vezes melhorar a relação sexual, em especial em mulheres que têm a diminuição da lubrificação vaginal, e, consequentemente, reduzir a dispareunia (dor durante o ato sexual).

Existem duas opções quanto à persistência das menstruações que dependerão da composição dos hormônios utilizados. Essa decisão dever ser em comum acordo entre médico e paciente.

A lubrificação vaginal melhora significativamente com a utilização dos hormônios, em especial com o estrogênio.

A TRH não muda a rotina de realização da mamografia, que, após os 50 anos, deve ser feita anualmente.

Hoje a definição quanto ao tempo da reposição hormonal é também um acordo comum entre médico e paciente, já que predomina a visão de que a reposição hormonal deverá ser utilizada para aliviar desconfortos da menopausa.

A necessidade de se iniciar ou manter a TRH será estabelecida nas consultas de avaliação."

(Dr. Sergimar Padovezi Miranda
Ginecologista e obstetra, mestre em ginecologia e obstetrícia, ex-presidente da Sociedade de Ginecologia e Obstetrícia de Minas Gerais, coordenador do Serviço de Ginecologia do Hospital Vila da Serra – Belo Horizonte/MG)

Os problemas cardíacos e vasculares são a primeira causa de mortalidade entre as mulheres. A morte por problemas cardíacos é dez vezes superior ao falecimento por câncer de mama. Portanto, esse aspecto deve ser valorizado. Não podemos nos esquecer de que o acompanhamento médico é o melhor caminho para a escolha do tratamento, e a associação de todos os riscos e benefícios não deve ser menosprezada.

É importante salientar os benefícios constatados hoje pela mulher que faz a reposição hormonal, no que diz respeito à sensação de bem-estar geral, o que equivale dizer que sua vida sexual pode apresentar melhora.

"Aos 34 anos fui submetida a uma cirurgia de ovários, que resultou numa menopausa precoce. Foi um processo difícil e busquei vários tratamentos. Durante essa busca, sempre tive um acompanhamento psicológico e, quando optei pela Terapia de Reposição Hormonal, foi como ter minha vida normalizada, e recuperei a autoestima. Já são nove anos de uso, sei dos efeitos colaterais, mas os benefícios são maiores. A TRH no meu caso é vital e, sendo assim, procuro não pensar nos riscos. Confio no meu médico.

Além de não ter mais os sintomas da menopausa, minha vida sexual é hoje como era antes da cirurgia. O esperado deveria ser a diminuição do desejo sexual a cada ano com a idade... Mas a TRH me faz sentir com 30 anos. Minha libido aumentou, não tenho problemas de lubrificação, tampouco dor na relação sexual. Meu parceiro não me imagina na menopausa e sempre me elogia. Me sinto jovem e no auge da sexualidade. A TRH me trouxe qualidade de vida.**"**

(A.C.S.C., empresária, 41 anos)

Entretanto, não cabe exclusivamente à mulher a escolha ou a opção de como e quando iniciar a reposição hormonal. É preciso uma partilha e uma escuta adequadas para esse posicionamento, uma vez que compete ao profissional da área médica a intervenção. Lembramos que algumas, como as portadoras de embolia pulmonar ou tromboflebite, por exemplo, não devem fazer uso do mencionado tratamento.

Capítulo II
Breve histórico da vida sexual da mulher ocidental

Tratar da sexualidade feminina é se atentar para a vida em todas as suas implicações e variáveis. Para compreender o comportamento humano é preciso debruçar-se sobre a evolução da História. As mulheres, em todo o mundo ocidental e ao longo da evolução da espécie, agem e sempre agiram segundo suas crenças, priorizando seus valores, sua intuição e suas descobertas pessoais. Os registros da História mostram-nos, seja por meio das pinturas, das esculturas, dos manuais e dos livros, que a mulher nunca parou de sonhar.

Durante séculos, ela foi vista única e exclusivamente como objeto de consumo e procriação. Focalizando o histórico da sexualidade no Ocidente, no século XX, podemos dizer o quanto – em nome dos costumes, das tradições, dos mitos, dos tabus, dos preconceitos e da religião – a mulher precisou submeter-se a lutas, perseguições e sofrimentos.

Dois momentos históricos no século XX são determinantes para a formação de um perfil mais ousado da mulher: o olhar decisivo lançado por Sigmund Freud, fundador da Psicanálise, no entendimento da sexualidade humana e a influência da Segunda Guerra Mundial no comportamento feminino.

A sexualidade das mulheres no Ocidente foi iluminada por Freud (1856-1939), uma vez que seu pioneirismo, suas ideias e teorias sobre o desenvolvimento sexual dos seres humanos marcaram um momento significativo do desabrochar feminino. Freud permitiu que as histéricas falassem além dos seus sintomas. A escuta do discurso feminino nunca mais haveria de cessar.

Em 1896, em carta a Wilhelm Fliess, Freud, pela primeira vez, faz menção às zonas erógenas[2] (passíveis de estimulação na infância, porém mais tarde suprimidas) e a suas relações com as perversões. Mas, na verdade, o que primeiro conduziu Freud a uma investigação geral sobre o tema "sexualidade" foi a observação clínica da importância dos fatores sexuais na origem das neuroses de ansiedade e das psiconeuroses. A expressão "zona erógena", entretanto, aparece da seguinte forma pela primeira vez em publicação de Freud:

> Há uma outra suposição provisória a que não podemos fugir na teoria dos instintos. É no sentido de que duas espécies de excitação se originam dos

---

[2] A expressão "zona erógena" foi usada pela primeira vez por Freud numa carta a Fliess, em 6 de dezembro de 1896 (FREUD, 1980, Carta 52, vol. I).

> órgãos somáticos, baseadas em diferenças de natureza química. Uma dessas espécies de excitação descrevemos como sendo especificamente sexual e falamos do órgão em causa como a "zona erógena" do instinto componente sexual que dela surge.
>
> O papel desempenhado pelas zonas erógenas é imediatamente óbvio no caso daquelas perversões que atribuem significância sexual aos orifícios oral e anal. Estes se comportam em todos os sentidos como uma porção do aparelho sexual. Na histeria, estas partes do corpo e os tratos vizinhos da membrana mucosa tornam-se a sede de novas sensações e de modificações de enervação (na verdade, de processos que se podem comparar à ereção), exatamente como acontece com os órgãos genitais sob as excitações dos processos sexuais normais.
>
> A importância das zonas erógenas como aparelhos subordinados aos órgãos genitais e como substitutos deles pode ser vista muito claramente na histeria dentre todas as psiconeuroses, mas isto não sugere que esta importância seja menor nas outras formas de doenças (FREUD, 1980, p. 171-172).

Com a publicação de *Três ensaios sobre a teoria da sexualidade* (1905), Freud apresenta o avanço do pensamento psicanalítico e desencadeia o desenvolvimento de uma poderosa corrente de pensamento sobre a experiência humana, tendo como base as reflexões sobre a sexualidade.

Vem de Freud o entendimento básico da distinção entre sexual e genital. Se rastrearmos a sexualidade do adulto desde o seu nascimento, podemos seguir uma linha que aponta para as mais variadas formas de busca de prazer e realização do ser humano.

As consequências da Segunda Guerra Mundial (1939-1945) são muito significativas. Com as mudanças econômicas, políticas e sociais surgidas, a mulher aos poucos deixa de ser dependente, passando a ser mais participativa, a ter mais autonomia. A luta pela sobrevivência se acentua, e, assim, por meio do trabalho, surge a partilha com outras mulheres e homens. Ela começa a atuar ativamente no mercado de trabalho, a saborear a independência financeira e a se expressar.

> A Segunda Guerra Mundial é um fato que merece avaliação à parte, na medida em que proporcionou transformações significativas. O ingresso da mulher no mercado de trabalho foi decisivo para a formação de uma mão-de-obra feminina mais qualificada. Com a guerra, elas encurtaram as saias, cortaram os cabelos e conceberam filhos fora do casamento. Talvez porque os pais estivessem ausentes, ou porque a guerra despertasse uma resposta positiva em termos de sexualidade, as moças passaram a receber os pracinhas com uma euforia maior, tornando mais pública a expressão do desejo. Um bom número demonstrava sua gratidão aos combatentes facilitando o sexo para eles. Se isso não aconteceu aqui tão diretamente como nos países mais envolvidos na guerra, essa mensagem chegou até nós por meio do cinema, além dos relatos (FRAIMAN, 1994, p. 48).

A mulher começou a abrir espaços para o diálogo. Inicialmente isso se processava com a ajuda dos padres – que tinham a confiança dos maridos – para quem elas falavam e indagavam sobre seus medos e anseios. O diálogo entre os casais dá-se como um objetivo dentro do matrimônio, e a mulher começa a romper com as convenções rígidas de uma cultura machista. Ela passa a questionar a importância do afeto no relacionamento íntimo com o homem e a descobrir o próprio corpo por meio da informação, da troca de ideias, do olhar para si, de tudo o que ela recebeu de influência no sofrido, mas fértil, momento histórico e social do pós-guerra.

Surge, em 1948, o primeiro relatório sobre o comportamento sexual humano. É o Relatório Kinsey, marco no estudo da sexualidade, que se constitui como importante instrumento para se avançar nas questões da sexualidade feminina. O americano Alfred Kinsey (1894-1956) vivia no estado de Indiana, nos Estados Unidos, e lançou seu olhar aberto e sem preconceitos para a temática da sexualidade, desnudando tabus ao publicar suas pesquisas sobre o comportamento sexual dos americanos.

Kinsey era biólogo especializado em vespas e, no convívio com os insetos, descobriu que na natureza "não há um ser igual ao outro" e que, assim, as práticas sexuais são particulares e individuais. Kinsey é considerado o pai da sexologia. Em 1938, foi convidado a coordenar na Universidade de Indiana um curso sobre matrimônio para casais, o que lhe trouxe popularidade e fez com que buscasse fontes de informação sobre o assunto, que eram raras na época. Ele mesmo coletou os dados de que precisava. A partir daí, construiu um método de coleta de informações: um questionário criado por ele, com centenas de perguntas com a finalidade de mapear a vida sexual das pessoas da infância até a vida adulta. Sua pesquisa foi financiada inicialmente com recursos próprios e, posteriormente, teve o apoio da Fundação Rockfeller. No final de 1940 e início de 1950, publicou os dois maiores estudos sobre a sexualidade humana do ponto de vista quantitativo. A pesquisa se ampliou, ele formou uma equipe multidisciplinar e fundou o Instituto Kinsey.

Em 1948, publicou seu primeiro relatório sobre o comportamento sexual do homem. Kinsey foi perseguido, acusado de ameaçar a moral da família. Seu trabalho foi considerado subversivo. O relatório teve 250 mil cópias vendidas e foi traduzido em 12 línguas.

Quatro anos mais tarde, apesar das perseguições, e sem o apoio da Fundação Rockfeller, Alfred Kinsey publicou seu segundo relatório, sobre o comportamento sexual das mulheres. Produziu um relatório significativo sobre a sexualidade humana. O pesquisador falou sobre homossexualidade, traição, masturbação, prostituição e perversão, elementos estes presentes no universo feminino e malvistos pelos conservadores.

A possibilidade da anticoncepção, com a descoberta da pílula anticoncepcional nos Estados Unidos, em 1956, pelo biólogo norte-americano Gregory Pincus, ofereceu à mulher a possibilidade de conduzir sua sexualidade e controlar possíveis gestações. O anticoncepcional permitiu a dissociação entre reprodução e sexo. A pílula chegou como uma carta de alforria para as mulheres.

Cada vez mais consciente da sua importância e mais valorizada numa sociedade machista, a mulher nunca parou de lutar, e os movimentos feministas contribuíram para ela se manifestar e se posicionar.

Betty Naomi Goldstein, mais conhecida como Betty Friedan (1921-2006), foi uma importante ativista feminista do século XX. Em 1963, publicou *The Feminine Mystique*, um *best-seller* que fomentou a onda do feminismo, abordando o papel da mulher na indústria e na função de dona de casa. Essa americana, dona de casa, estimulou as mulheres a se rebelarem contra seus limitados papéis na família e na sociedade.

Por meio do seu livro, traduzido no Brasil como *A mística feminina*, Friedan conquistou as mulheres, que começaram a ter consciência de suas possibilidades e necessidades. Nessa obra, a autora as convidou a estudar, a trabalhar fora de casa, sem que isso significasse abandonar a família. Criticou a dispensa do trabalho feminino requisitado durante o período de guerra para dar aos homens mais chance no mercado profissional.

Betty Friedan detalhou em seu texto as incontáveis vidas frustradas das mulheres americanas. Sua iniciativa causou grande impacto na sociedade e em todo o mundo, na medida em que questionou preconceitos e convenções machistas vigentes na época.

Após a publicação do seu livro, Betty Friedan fundou e tornou-se a primeira presidente da Organização Nacional das Mulheres, nos Estados Unidos, e fez campanha pelo reconhecimento legal de direitos iguais entre homens e mulheres. Foi uma das líderes mais eficazes da luta feminina.

Em 1980, lançou seu segundo livro, *O segundo estágio*, no qual defendia a colaboração entre homens e mulheres no trabalho. Foi criticada severamente por mulheres mais radicais, mas continuou com seus textos e sua luta, sempre falando sobre o valor de uma sociedade mais justa para ambos os sexos. Betty Friedan defendeu o papel do trabalho como agente modificador para que a mulher, assim como o homem, pudesse encontrar-se e reconhecer-se como ser humano.

Em 1966, dois pesquisadores americanos, Masters e Johnson, montaram um laboratório onde se podia pesquisar cientificamente as modificações corporais durante o ato sexual humano. Eles tinham o apoio de voluntários que se dispunham a ter atividade sexual no laboratório, monitorados por aparelhos criados para detectar, por exemplo, as alterações de cor e de calor da vagina durante a estimulação.

Os pesquisadores chegaram a um padrão de resposta sexual para homens e mulheres e o nomearam de Ciclo da Resposta Sexual Humana. Inicialmente, esse ciclo era composto por quatro fases diferentes: excitação, platô, orgasmo e resolução. Mais tarde, uma psiquiatra chamada Helen Singer Kaplan complementou esse ciclo com uma primeira fase, antes não mencionada por Masters e Johnson: o desejo sexual. O Ciclo da Resposta Sexual Humana passa a se compor de três fases: desejo, excitação e orgasmo.

Em 1967, foi realizada a primeira experiência de inseminação artificial, dando à mulher a possibilidade de fazer a sua escolha gestacional. Em 1970, aproximadamente 60 países aderiram aos Programas de Natalidade. O investimento no controle da natalidade no Brasil e em outros países da América Latina se relaciona com a Revolução

Cubana em 1959. A partir daí a política norte-americana passou a considerar a América Latina como campo fértil para a agitação comunista. Além disso, acreditava-se que os países subdesenvolvidos precisavam reduzir a taxa de natalidade, já que o crescimento rápido da população poderia complicar o desenvolvimento.

Ainda na década de 1970, mais precisamente em 1974, a Associação Psiquiátrica Americana deixou de rotular a homossexualidade como doença. Em 1978, nasceu na Inglaterra Louise Brown, o primeiro bebê de proveta e marco na questão da fertilização e na autonomia feminina.

A luta pela regulamentação do aborto, das práticas homossexuais e tantas outras questões foram e continuam sendo as bandeiras das mulheres. Mas a maior delas diz respeito ao enfoque que a mulher dá hoje ao afeto e ao prazer que *quer* e *pode* usufruir em qualquer relação sexual e afetiva. Ela aprendeu que o seu corpo fala, deseja, flui, energiza. É fonte de prazer. E vários foram os fatos da História que contribuíram para que ela se descobrisse assim.

A Medicina, com a sua evolução ininterrupta, buscando sempre descobrir maneiras para melhorar a qualidade de vida do ser humano, entra na história feminina como coadjuvante de sua luta. Ao longo da História, a mulher foi conquistando paulatinamente a vivência menos reprimida da sexualidade, com passos lentos, sofridos, inseguros, curiosos, às vezes frágeis, às vezes ousados, mas sempre progressivos e vitoriosos.

Gerson Lopes comenta que a mulher do terceiro milênio deseja a promoção da igualdade dos sexos em todas as esferas da vida; o exercício real da sexualidade, que transcende sobremaneira o ato sexual e um basta à ditadura da performance, à ditadura do orgasmo.

> Que os homens entendam que quando elas querem carinho, isso não implica, necessariamente, em ter que fazer sexo. E, quando este acontece à noite, na cama, ele já teve início no amanhecer, no dia a dia. E que sexo é muito mais que orgasmo (LOPES, 2002, p. 3).

A luta histórica das mulheres brasileiras

Não podemos ignorar as lutas que nos antecederam. Várias esferas da vida da mulher foram contempladas, o que torna possível, hoje, o melhor convívio com a sexualidade e os afetos. Várias foram as barreiras rompidas, os preconceitos vencidos, as lutas travadas com a sociedade. No Brasil, o pioneirismo das índias que resistiram contra a violência dos colonizadores, das negras que se rebelaram contra a escravidão, das mulheres que conquistaram o direito à cidadania e de ter voz ativa no mundo público. De forma individual ou coletiva e organizada, foram muitas as mulheres que contribuíram para a construção da nossa condição feminina atual.

A história oficial do Brasil mostra-nos as escravas como amantes ou amas de leite, desenvolvendo papel serviçal. Ao mesmo tempo, eram focos de resistência contra a escravidão e preservaram a cultura racial negra. Conta-nos a história oficial do Brasil que Aqualtune, princesa do Congo, avó de Zumbi, Rei dos Palmares, chegou ao

Recife e foi vendida como reprodutora. Mas essa situação não duraria muito tempo. Aqualtune organizou sua fuga e foi para o Quilombo dos Palmares, onde assumiu o governo de uma das aldeias. Ela foi atrás de sua liberdade, do convívio com o seu povo.

Outro momento histórico a ser lembrado foi quando a família real portuguesa fugitiva escolheu, em 1808, as terras brasileiras para sua nova morada. O Brasil, sede do império português, recebeu o impacto dessa mudança, o que gerou fortes transformações políticas e sociais no território, sobretudo na vida da mulher. Foi nessa época que se abriram as primeiras faculdades no País. Porém, somente os homens tinham acesso ao estudo, e às mulheres era reservado o confinamento aos lares e à vida familiar.

Fatos como a Independência do Brasil (1822), a Abolição da Escravatura (1888) e a Proclamação da República (1889) influenciaram as mulheres para que tivessem papel afirmativo como agentes sociais, embora ainda sendo reservados a elas ofícios específicos, como trabalhos manuais, noções de francês, música e declamação – tudo isso como preparação para a vida de salões e da maternidade. Muitas mulheres estiveram presentes nas batalhas pela Independência. A baiana Maria Quitéria foi uma delas. Nascida na atual cidade de Feira de Santana, ela se vestiu de homem, em 1822, para alistar-se como soldado voluntário. Disfarçada com os trajes masculinos, teve participação ativa nesse momento da política brasileira. Depois da vitória dos independentistas, ela foi louvada como heroína. Com a missão cumprida, Quitéria volta para o sertão, casa-se, tem uma filha e morre na pobreza.

Outro nome importante é o de Joana Angélica, a "Mártir da Independência Baiana", que se tornou a primeira heroína da grande luta que continuaria até a definitiva libertação da Bahia. Os soldados portugueses, ao se dirigirem para o Convento da Lapa, em Salvador, encontraram Joana Angélica disposta a enfrentar os invasores. Conta a tradição, reproduzida por diversos historiadores, que ela exclamou: "Para trás, bandidos. Respeitem a Casa de Deus. Recuai, só penetrareis nesta Casa passando por sobre o meu cadáver". Abrindo os braços, tenta impedir que os invasores passem. É, então, assassinada.

Em 1827, a reforma sobre a "instrução pública" virou lei e estabeleceu a criação, em locais populosos, de escolas elementares abertas também às meninas. Desta forma surgiu a carreira pública de professora: elas passaram a lecionar as "quatro operações" e as prendas domésticas. Esse fato marcou o movimento de emancipação da mulher. Décadas depois, no período entre 1865 e 1870, na Guerra do Paraguai, as brasileiras Ana Néri e Felisbina Rosa trabalharam como enfermeiras e se destacaram como mulheres guerreiras.

De 1870 a 1880, na sociedade brasileira, começou a ser oferecido às mulheres o acesso à Escola Normal, mas a universidade continuava inacessível a elas. Somente em 1879, finalmente, puderam ingressar nos cursos superiores. Foi um grande passo. Outra conquista viria tempos depois, mas não sem luta: diversas organizações femininas, formadas em sua maioria por mulheres com origem em famílias de elite, reivindicaram o direito ao voto. Não demorou muito para que essas organizações fossem engrossadas por mulheres de classe média.

Ao tratar da trajetória da mulher na busca de seu espaço, não podemos deixar de citar o nome de Francisca Edwiges Neves Gonzaga (1847-1935), mais conhecida como Chiquinha Gonzaga. Por meio da arte, a maestrina, compositora e pianista carioca conquistou sua independência, rompendo preconceitos e dificuldades da época. Chiquinha foi a primeira maestrina a reger uma orquestra, conduzindo *O Guarani*, de Carlos Gomes. Para garantir seu sustento, dava aulas particulares de piano. Foi também a primeira a lutar pelos direitos autorais no Brasil e a única mulher entre os 21 fundadores, em 1917, da Sociedade Brasileira de Autores Teatrais (SBAT).

Importante salientar o surgimento do Dia Internacional da Mulher, proposto pela ativista pelos direitos femininos Clara Zetkin durante a Segunda Conferência Internacional da Mulher Socialista, realizada em 1910, na Dinamarca. O dia 8 de março foi escolhido em homenagem às 129 tecelãs de uma fábrica de tecidos, em Nova Iorque, que foram carbonizadas durante uma reivindicação por melhores condições de trabalho. Em 1975, a ONU incluiu o dia 8 de março em seu calendário oficial de comemorações, e a data passou a ser reconhecida como marco da luta feminina pela defesa dos Direitos Humanos.

Também em 1910 outras mulheres fizeram história. A baiana Leolinda Daltro e a carioca Gilka Machado, em companhia de outras mulheres, fundaram o Partido Republicano Feminino. A iniciativa foi considerada uma afronta à sociedade, uma vez que o voto não era permitido às mulheres. Vale dizer que Leolinda foi a primeira feminista brasileira candidata às eleições municipais em 1919.

O primeiro Estado brasileiro a reverter esse quadro de desigualdade entre homens e mulheres foi o Rio Grande do Norte. Na época, o candidato à Presidência do Estado, aliado às causas feministas, Juvenal Lamartine, incluiu na sua plataforma eleitoral a concessão dos direitos políticos às mulheres norte-rio-grandenses. Várias delas recorreram à Justiça para garantir o direito de votar e ser votadas. O alistamento eleitoral foi iniciado por Júlia Alves Barbosa e Celina Guimarães Viana, uma professora de Mossoró, que se tornou a primeira eleitora do Brasil, com base em um parecer favorável concedido pela Justiça local, em 25 de novembro de 1927. No ano seguinte, Alzira Soriano foi eleita para a prefeitura da cidade de Lages (RN), tornando-se a primeira prefeita da América Latina.

Mas foi somente em 1932 que as brasileiras adquiriram o direito ao voto. Essa conquista aconteceu após a Revolução de 30, com Getúlio Vargas no poder. Em 1931 o governo liberou um código eleitoral provisório que concedia voto limitado às mulheres. O voto só era permitido às solteiras ou às viúvas com renda própria, ou às mulheres casadas que tivessem a permissão do marido. Entretanto, essas restrições causaram revolta nas feministas, que reivindicavam o direito ao voto a todas as mulheres. Disso resultou o novo código, decretado em 24 de fevereiro de 1932. Desta forma as condições de voto das mulheres passaram a ser as mesmas que regem o voto masculino.

Apesar dessa e de outras conquistas, às mulheres brasileiras foi vetado, durante muito tempo, o direito à produção literária. Seus escritos raramente eram publicados, já que a literatura era ofício reservado aos homens. Para elas restavam as páginas de seus diários secretos e as poesias.

No Brasil, por volta de 1940, a voz da mulher começou a se fazer presente em revistas femininas, como *A Cigarra*, voltada para texto e literatura; *O Cruzeiro*, marcada pelo jornalismo ilustrado, por fotos e por acontecimentos da semana; e *Carioca*, que se dedicava a veicular matérias sobre artistas do cinema e do rádio. Todavia, a grande imprensa feminina inicia-se mesmo com a revista *Capricho*, da Editora Abril, lançada em São Paulo, no dia 18 de junho de 1952.

> Apesar de a maioria das leitoras ter menos de 19 anos e ser solteira, *Capricho* também era um veículo para mulheres casadas de até 30 e poucos anos (BUITONI, 1986, p. 48).

Surgiram, posteriormente, revistas de moldes – *Manequim* e *Cláudia* são alguns exemplos –, inaugurando um novo estilo de editar beleza, moda, culinária e decoração para a leitora brasileira. O sexo foi sendo pautado nas publicações brasileiras aos poucos. Inicialmente, por volta da década de 1960, falava-se em sexualidade, mas raramente os métodos de contracepção eram abordados.

A temática do sexo foi tratada pela primeira vez de forma mais profunda e extensa por Carmem da Silva, nas páginas da revista *Cláudia*. A mulher passaria a ter informações sobre o prazer na relação sexual; porém falar de pílula e de tabus sexuais continuava difícil. Sob imposição da revista, Carmem da Silva foi cautelosa no assunto.

Outras revistas com matérias sobre sexo surgiram no mercado, mas não sobreviveram. É o caso das revistas *Eva* e *Mais*. Ao contrário dessas, há uma que foi editada na década de 1970 e se mantém até hoje sendo lida por milhares de leitoras: a revista *Nova*, que passou a abordar o sexo sob uma perspectiva diferente, na medida em que oferece conselhos às mulheres para melhorar a sua "performance" sexual.

> Falar de sexo mais abertamente foi o grande ponto de venda de revistas como *Nova* (1973) ou *Carícia* (1975), ambas da Abril. Às vezes tratado em profundidade, às vezes de modo leviano, todas as páginas transpiram sexo. Nos artigos de cunho psicológico ou nos anúncios que passaram a ostentar mulheres vestindo sutiãs e calcinhas transparentes, lá estava o grande chamariz. O sexo se vendia por si e também servia para vender inúmeros produtos, até os que aparentemente não tinham qualquer conotação sexual. De qualquer maneira, quando não havia informação sexual na televisão, nem em fascículos à venda em todo o Brasil, as revistas femininas representavam o único acesso que as mulheres tinham sobre vida sexual (BUITONI, 1986, p. 67).

Em 1975, outro movimento feminino significativo é criado: o Movimento pela Anistia, e uma onda feminista toma conta do País. Jornais combativos, considerados transgressores começam a circular. *Brasil-Mulher*, *Nós Mulheres* e *Mulherio* são alguns deles. Esse fato confirma a importância da imprensa no desenvolvimento do pensamento feminino e em suas manifestações diversas.

Fundamental lembrar o ano de 1980, no qual se organizou o S.O.S. Mulher, uma ação de combate à violência contra a mulher, considerado como sexo frágil. Foram implantadas, em diversos Estados brasileiros, delegacias especializadas no atendimento às mulheres vítimas de violência. Muitas são violentadas dentro da própria casa. Na maioria das vezes, os maridos e os parceiros são os responsáveis.[3]

Em 1994, Benedita da Silva tornou-se a primeira mulher negra a ocupar uma vaga no Senado, dando continuidade a uma carreira pública que começou em 1982, quando foi eleita vereadora no Rio de Janeiro. Seis anos depois, em 2000, Marta Suplicy é eleita prefeita em São Paulo. Estava dada a largada: várias mulheres passavam a entrar para a história política no Brasil. Também pelo Partido dos Trabalhadores, Marina Silva foi eleita no governo Lula, aos 38 anos, a senadora mais jovem da história da República, e, em 2010, Dilma Roussef é eleita a primeira presidenta da República do Brasil.[4] São as mulheres rompendo barreiras, chegando em lugares antes só ocupados por homens. Se há pouco tempo elas não tinham direito ao voto, agora elas já ocupam cargos na política.

Acompanhando a crescente conquista de espaço pelas mulheres, inúmeras publicações com enfoque na

---

[3] Em 7 de agosto de 2006 passa a vigorar a Lei Maria da Penh, que cria mecanismos para coibir e prevenir a violência doméstica e familiar contra a mulher. Essa lei enfatiza a preservação dos direitos fundamentais inerentes à pessoa humana com o apoio do poder público. Maria da Penha Maia Fernandes foi espancada de forma brutal pelo marido, diariamente, durante seis anos de casamento. Ele tentou assassiná-la, deixando-a paraplégica. Denunciando-o ela possibilitou, depois de muita luta, a criação de uma lei mais vigorosa que alterou o Código Penal Brasileiro.

[4] Dilma Vana Rousseff, candidata pelo Partido dos Trabalhadores, enfrenta uma árdua e vigorosa campanha eleitoral. Com um currículo marcado por lutas políticas e sociais ao longo de sua vida, vence as eleições presidenciais. Tornou-se a primeira mulher a ser eleita para o posto de chefe de Estado e de governo em toda a história do Brasil.

sexualidade feminina surgiram nos últimos tempos. Afinal, por mais que elas estivessem alçando voos significativos, continuavam a ser mulher, com seus processos particulares, sua sexualidade e seus afetos. Nessas publicações, a mulher climatéria passava a ser focada, com seus questionamentos e suas características.

Médicos, psiquiatras, sexólogos, psicólogos e psicanalistas encontram cada vez mais espaço na mídia para falar sobre temas relacionados ao universo feminino. A televisão, num processo galopante, ocupa lugar de destaque na veiculação da informação e da reflexão sobre a temática, além de promover a abertura ao diálogo sobre a sexualidade feminina, às vezes de forma educativa e, outras vezes, alimentando a polêmica que o assunto normalmente gera.

Na sexualidade residem, pois, os maiores fantasmas e os melhores prazeres do sujeito.

"Falar de sexo na minha vida familiar sempre foi um tabu. A ideia de que os 'homens não prestavam' e que só 'queriam transar' ficou registrada em mim como uma cicatriz. Na verdade, meu avô, tios e mesmo meu pai foram machões no sentido pleno da palavra. Cresci com medo dos homens (verdadeiros fantasmas), mas, ao mesmo tempo, eu os desejava tanto!
Os namoros na adolescência eram escondidos e cheios de medo e mistérios para mim.

Aos poucos fui gostando dos beijos, dos amassos, dos carinhos e comecei a pensar que talvez os homens não fossem tão ruins assim. Sempre com um pé atrás nos relacionamentos, mas adorando o prazer que a convivência me trazia, fui atrás de uma outra crença.

Aos 24 anos, descobri um homem por quem me apaixonei, vivemos bons momentos, experimentei a vida sexual profundamente, muitas vezes com culpa, e nos casamos dois anos depois.

Tenho resquícios da educação rígida que recebi. Sou desconfiada, ciumenta, mas reconheço tudo de bom que esse homem me traz.

Hoje, com 43 anos e mãe de um casal, tento passar para os meus filhos uma ideia saudável sobre o relacionamento a dois. E sobre a minha vida sexual digo sempre a mim mesma: os grandes temores de antes se transformaram, na maturidade, em alegrias.

Com 43 anos sinto-me agora, apesar de mais velha, menos temerosa, mais solta, mais leve...**"**

(S.M.B.F., proprietária de salão de beleza, 43 anos)

Capítulo III

40 anos

Deparar-se com os 40 anos é como adolescer. Assim como quem atravessa a puberdade descobre novidades e mudanças, quem completa 40 anos de vida se defronta com o medo, a insegurança, as mudanças corporais às vezes sutis, mas sempre nítidas, e com a instabilidade de humor. Isso sem dizer que esses momentos são férteis para o surgimento de uma nova postura em relação ao mundo e a si própria.

Aos 40, as primeiras rugas começam a se evidenciar, a textura da pele muda, bem como o tônus muscular. A relação com o espelho não é mais a mesma. Não é culpa dos 40. Todas as mudanças são também reflexo e resultado de como foram vividos os anos anteriores. Nesse período vem a sensação de que, de fato, o tempo não dá trégua a ninguém. O corpo já não responde mais como antes, e o sono passa a ser muito importante para essa mulher que está ainda mais sensível.

Além das modificações citadas, é nessa idade, geralmente, que a mulher experimenta a dor da saída dos filhos. É a fase do "ninho vazio". Expressão usada na Psicologia e na Medicina para designar o conjunto de sintomas que a mulher apresenta em decorrência dos eventos que acontecem em sua vida – por ocasião do climatério – associados à partida dos filhos. Ela, que antes tinha a vida mais voltada para o atendimento aos filhos e ao marido, se vê esvaziada nessa função e pode apresentar sintomas depressivos. As particularidades de cada mulher, a estrutura emocional, as vivências pessoais, familiares, sociais e, por que não dizer, culturais, são variáveis que influenciam no grau de intensidade dessa síndrome.

A vida lá fora espera pelos filhos. O estudo ou o trabalho os solicita e os seduz. E o ninho vazio, antes tão distante da vida feminina, instala-se, marcando sem dúvida um momento novo. É como um parto. Só que os filhos não estarão mais nos seus braços nem serão amamentados. Eles partem. A casa que registra os seus sons, gostos, gestos, hábitos, intimidades, não abriga mais toda a família. Já não é possível acompanhar os filhos tão minuciosamente no cotidiano. O acordar, o alimentar, o estudar, o brincar e o chorar fazem parte agora de um tempo que ficou para trás. Para a mulher, a história construída anos a fio, tecida com afeto e, por que não dizer, com dor, vai ficando distante. Tudo fica cinza. Falta cor e sabor.

Também nesse período a mulher costuma vivenciar a partida ou o envelhecimento dos pais, que passam a carecer de mais cuidados. Há, assim, uma oscilação e uma ironia do viver: o corte dos filhos e a súplica dos pais. É nessa hora que a mulher precisa de colo. É nessa hora que ela volta a acreditar em anjos, lembra-se dos santos e se aproxima de Deus.

> **"**Sonhei com os meus 40 anos pois imaginava que nesse momento da vida eu já estaria mais livre com os filhos e já estabelecida e segura na profissão.
>
> Os filhos partiram mesmo: um se casou, a outra filha mudou-se de país, e a caçula (que era a mais apegada a mim) escolheu morar com o pai.
>
> Em vez de me sentir livre, senti-me sozinha e triste. E imediatamente, após esses rompimentos com os filhos, vi-me retornando à casa de meus pais, numa luta diária com a saúde de minha mãe.
>
> Achei que enlouqueceria. Um câncer uterino a consumia dia a dia e exigia cuidados urgentes. Eu, filha mais próxima, de repente me vi com trabalhos caseiros, cuidados que exigiam de mim quase uma missão de enfermeira.
>
> Não sei se por desespero ou por convicção, recorri às orações, às vezes como alívio, às vezes apenas para poder pensar....
>
> Lembrava-me de orações que rezei na infância, cantos do colégio de freiras, e me perguntava onde estava Deus... As imagens de santos, que eram decorativas na casa de meus pais, voltaram a ser vistas por mim (onde elas ficaram em anos anteriores que eu não as via?)

E, até que minha mãe viesse a falecer, busquei nas orações o meu consolo.

Hoje, sem ela, longe dos meus filhos, volto a buscar a minha identidade, a recolher os cacos que deixei no caminho.

Com 43 anos, volto a sonhar, mais madura talvez, mas abraçando com mais vontade cada minuto que tenho pra mim. Ainda quero viver."

(E.P.C., comerciante, 43 anos)

O que significa vivenciar os 40 anos? *A priori*, significa ficar mais sensível, ter o peito aberto, saber olhar para trás, estar mais experiente, perdoar mais, fazer um balanço da existência. Significa também a possibilidade de ir e vir, de ter menos culpa. Ousar e experimentar. Entender o significado do tempo e ter o poder de decidir.

"Um dia acordei triste. Um vazio sem explicação. Sensação daquelas sofridas e inexplicáveis. Vaguei pela casa, que me parecia tão grande, e vi um quarto vazio, tão vazio quanto o meu coração. Tive assim sintonia total e imediata com a minha dor. Onde estava minha filha, aquela pequena, que há pouco tempo ocupava meu colo, entre soluços e aconchegos me fazendo tão feliz? Onde estava a minha certeza da sua presença no meu dia a dia, no meu inabalável universo?

Tudo estava intacto: sua cama, seus enfeites, suas fotos, suas almofadas – cúmplices de suas

lágrimas ao adolescer –
seu cheirinho ainda presente!
Mas onde estava a sua voz, o barulho dos seus passos no corredor, a sua gargalhada, o seu canto, a presença pontual nas atividades do dia a dia...

Deparei-me com meu luto. Eu não suportava a sua ausência. A sua mudança de casa em busca dos seus sonhos me fazia sofrer. E eu não conseguia me conter. Que falta eu sentia, que saudade que doía!

Eu não suportava a minha fragilidade.

Lembrei-me de que eu já não tinha mais 20 e poucos anos e que os 40 se instalavam no meu peito e no meu corpo, crua e dolorosamente.

Chorei. Vivi com profundidade essa dor. Permiti-me sofrer com toda a intensidade possível, pois intenso era o meu sentimento. E só assim, com a carência de uma criança, a incompreensão de uma adolescente, a maturidade e a tolerância de um adulto, pude suportar o peso, a magia e a realidade do envelhecer. Hoje, ao olhar para trás, vejo minha filha com muitos ganhos: determinada na sua luta, adaptada à nova casa, à nova vida, e já posso dizer que essa paisagem colorida que ela me apresenta me faz entender a beleza da maturidade. Sinto que é preciso viver o ninho vazio para depois enchê-lo de alegrias: enchê-lo com nossas conquistas, com nossas renúncias, com nossos desafios.

E sei que o vazio do meu ninho me tornou mais forte e mais humana. Aprendi a doar. Pude entregar ao mundo o que saiu das minhas entranhas, fruto do meu amor, porção maior e significativa da minha vida...**"**

(S.C.B., dona de casa, 43 anos)

Depoimentos como esse emocionam e trazem nostalgia, pois nesse período da vida feminina – ponte entre a juventude e o envelhecimento – é possível se fazer um balanço da existência.

"Acho que, aos 40 anos, nós mulheres deveríamos nos 'fechar para balanço'; avaliar como foi a primeira metade de nossa vida e tomarmos um fôlego para trilharmos melhor a outra metade. Repensar conceitos herdados, valores em desuso, e subtrair ao máximo o que nos faz sofrer inutilmente. Hoje, aos 47 anos, me sinto bastante feliz porque estou colhendo os frutos que plantei até aqui: a consciência tranquila de ter sido boa filha e irmã, de ser uma esposa companheira e de estar entregando à sociedade três seres humanos maravilhosos que são meus filhos. Nesse momento, o futuro ainda não me assusta; a 'síndrome do ninho vazio' me traz a sensação de missão cumprida e a vontade de cuidar mais de mim. Estou madura, serena, aprendi a conviver com meus fantasmas.

Agora, na segunda metade de minha existência e com orgulho de ter vencido tantas dificuldades, espero continuar a ter forças para enfrentar as adversidades que virão. Afinal, se construí minha vida sobre a rocha, por que temer os ventos? Então não sabemos que a vida começa aos 40?"

(L.D.N., pedagoga, 47 anos)

Sexualidade aos 40 anos

O prazer exige tempo.
Quem está no prazer não deseja que ele chegue ao fim.
Comer depressa, para acabar logo?
Fazer amor depressa para acabar logo?
O prazer é preguiçoso. Arrasta-se.
Demora. Deseja parar para começar de novo.
E depois de terminado, espera a repetição.
Rubem Alves

A sexualidade humana transcende a genitalidade. Para exercê-la plenamente de uma forma saudável, endossamos que a maturidade, comunicação com ao(à) parceiro(a), estabilidade emocional e relacionamento saudável com o próprio corpo sejam fatores relevantes a serem considerados. A libido, energia intrínseca a todos os seres humanos, oscila ao longo da vida, em algumas fases aumentando, em outras diminuindo de intensidade. Ela é influenciada por vários fatores, como problemas no trabalho, aperto financeiro, preocupação, baixa autoestima, má relação com o próprio corpo, postura afetivo-sexual em relação ao (à) parceiro(a), enfim, a libido é afetada pelas experiências particulares. Desequilíbrios hormonais também costumam interferir.

A sexualidade feminina está em constante transformação, seja do ponto de vista do relacionamento (homossexual ou heterossexual), em relação à manifestação da prática sexual (masturbação, sexo oral, sexo anal), seja quanto ao prazer (tipo de orgasmo) e também no que diz respeito à sua finalidade (procriação, satisfação).

> A sexualidade feminina possui características próprias que a diferenciam da sexualidade masculina tanto no aspecto morfológico quanto no cultural e no sociológico, entre outros (ABDO, 2000, p. 61).

O comportamento sexual de muitas mulheres é governado, ao longo da vida, por inconscientes sentimentos de culpa, pois elas, reforçadas pela cultura, ainda se cobram dar prazer e agradar ao homem, o que gera grandes doses de ansiedade. Não são raros os casos em que o próprio prazer é deixado de lado. Falta diálogo com o parceiro, já que elas têm medo de assumir sua insatisfação e suas necessidades de carinho e manifestações de afeto, ou mesmo o desejo por uma nova maneira de se fazer amor. O desejo erótico provocado pelo sentimento de ansiedade, quando não produz sensação prazerosa no corpo, pode gerar um orgasmo que não produz satisfação, mas apenas alívio, quase que como uma descarga emocional.

A mulher de 40, hoje mais lúcida e consciente quanto às questões da sexualidade, busca ainda com temores, porém com mais coragem, sanar suas dúvidas e conflitos. Isso pode ser constatado nas clínicas psicológicas e médicas.

As mulheres que apresentam alguma disfunção sexual podem contar com os médicos, psicólogos e sexólogos, empenhados na resolução dessa questão.

A queixa mais frequente das mulheres em nossos consultórios é a referente à falta de prazer. Isso pode significar falta de desejo e de excitação adequada, dor e dificuldade durante a penetração e ausência de relaxamento. A falta de prazer também pode estar relacionada aos problemas do parceiro, como ejaculação precoce ou ejaculação retardada, entre outros. Vale dizer, ainda, que informações equivocadas, conceitos irreais e ideias permeadas por tabus e mitos[5] podem acentuar a angústia da mulher.

Junto com a queixa de falta de desejo ou perda da libido vem o discurso da mesmice na vida sexual: fazer amor da mesma forma, no mesmo lugar, à mesma hora, sem nenhuma atmosfera romântica.

Viver o sexo como um momento lúdico – no qual o menos importante seja o orgasmo, e o prioritário seja o afeto, a excitação e o prazer do envolvimento – é a fantasia primária da mulher. Os jogos lúdicos amorosos aproximam o casal, uma vez que, quando se brinca, é mais fácil relaxar, rir e se entregar. O sexo pode ser aprendido ao longo de toda a vida e pode significar um momento de satisfação e prazer, não sendo necessariamente atrelado ao compromisso.

Explorar o próprio corpo é orientação básica para uma vida sexual satisfatória. Ninguém melhor do que a própria mulher para dizer e mostrar ao parceiro ou parceira o que

---

[5] São inúmeros os mitos e tabus em relação à sexualidade: "É o homem que da prazer à mulher"; "a mulher grávida não tem libido"; "ato sexual durante a menstruação causa dor"; "relação sexual na gravidez machuca o bebê"; "a sexualidade termina na menopausa", entre outros.

lhe agrada, o que lhe faz bem. A conquista desse diálogo e do conhecimento do próprio corpo só costuma acontecer com o tempo, com a maturidade, com a convivência e a intimidade com o outro. Isso geralmente ocorre quando a mulher tem 40 anos ou mais.

Manter o frescor e a alegria de um relacionamento antigo é um desafio para todo casal. Fazer amor com quem se dividiu o melhor da vida pode ser prazeroso se o respeito, a cumplicidade, o afeto e o desejo mantiverem-se presentes. Em muitos casos, entretanto, a comodidade de uma relação duradoura pode despertar na mulher a vontade de romper e buscar novidades: adquire-se a coragem de procurar outro relacionamento, mudar o rumo da história, tomar fôlego para novos caminhos. Ao se ver mais livre com os filhos e realizada profissionalmente, a mulher pode nesse período querer atirar-se em novos voos.

"Há um tempo que me parece sofrido – o tempo do repensar. Quando me deparo com as escolhas que fiz ao longo da minha existência, vejo buracos que nunca consegui preencher. Sei que sempre que escolho deixo algo para trás, e agora, aos 41 anos, venho tentando resgatar as minhas pegadas.
Algumas deixei no meu trajeto por puro comodismo ou conforto, outras, por não suportar o peso dos passos, e outras por não serem compatíveis com o que vislumbrei pela vida.
Ao deixar de ser solteira abri mão de tantos amores sonhados, tantos corpos desejados, tantas

emoções que poderiam ter me iluminado... Às vezes sinto-me na sombra, na sombra da vida.

Corro atrás dos sonhos que teimosamente insisto em ter e descubro, não sei se tardiamente ou não, que me fechei na vida pelo medo de querer ser mais feliz do que o trajeto que um dia idealizei. Gostaria ainda de ter a coragem dos 20, a garra dos 30 e a ilusão da eternidade. Acho que esta idade me traz uma certa nostalgia..."

(P.T., empresária, 41 anos)

Homossexualidade feminina

"Casei-me com 16 anos, grávida de uma primeira relação dolorida, corrida, escondida, com meu primeiro namorado, 12 anos mais velho que eu. Tive nojo, medo e sei lá mais o quê...

Mas, com a gravidez, minha vida mudou. Saí da periferia e vim morar na cidade, onde pude estudar e ter uma vida com melhores recursos financeiros. Nunca amei meu ex-marido, mas ele me deu a oportunidade de conhecer outro mundo, tão diferente do de antes.

A nossa vida sexual era horrível e rara: eu sentia dores, não tinha desejo por ele e muitas vezes saía da cama para chorar ou vomitar. Ele fingia que nada via. Ele tinha seus 'casos', e eu fingia que não sabia. Ficamos casados por 15 anos. Fiquei soterrada todo esse tempo.

Ao me separar e já sabendo desde não sei quando que as minhas fantasias não eram com homens, mas com mulheres, tive uma certa paz. Passei a cuidar da minha filha com dedicação quase que exclusiva, numa verdadeira fuga.

No início evitava qualquer conversa sobre sexo (isso me assustava) e aos poucos fui entendendo que eu não era assexuada, mas que não tinha vivido ainda uma sexualidade como poderia.

Depois de muita terapia, comecei a me permitir ter desejos, a olhar outras mulheres na rua, a assistir a filmes de lésbicas e ter tesão.

E foi aí que conheci uma mulher que fez com que minha vida se tornasse diferente. Vivi com ela a descoberta do meu corpo, as alegrias da sexualidade. Uma parceria sem dor, sem choros ou vômitos, uma vida nova e deliciosa. Pude receber e dar carinho com leveza e ternura.

A nossa cumplicidade é grande até hoje.

Minha filha aos poucos se afastava de mim: crescia, percebia minha 'amiga' como algo estranho. Acho que ela se envergonhava de mim. Hoje, minha filha e eu moramos em cidades diferentes e pouco nos encontramos.

Só agora, com 40 anos, assumo que sou lésbica. Não moro com minha parceira, escolhemos assim, mas meus familiares sabem, meus colegas de trabalho também.

O preconceito social ainda é grande. As

piadinhas acontecem sempre, o olhar de censura também. Mas vou levando a minha vida: mais velha, mais sofrida, mas também com minha sexualidade mais viva e gostando cada vez mais de mim."

(K.L., proprietária de bar, 40 anos)

A expressão "lesbianismo" deriva do nome de Lesbos, ilha grega que tinha como chefe uma poeta de nome Safo. Essa musa viveu por volta do século VI a.C., e em seus versos falava do amor livre entre as mulheres e suas paixões e encantamentos. Suas obras ficaram caracterizadas pelo refinamento e pela sutileza, que desmentiam um dos mitos mais populares em torno do lesbianismo, que presume terem as homossexuais aparência necessariamente viril e total ausência de sensibilidade e sentimentos femininos. Surgiram daí nomes como "safismo", "safista", "lesbianismo" e "lésbica", que passaram a ser usados como sinônimos de "tribadismo", termo que significa a fricção corporal mútua ou masturbação entre mulheres. O tribadismo foi, por muito tempo, o termo mais usado para designar o lesbianismo ou a homossexualidade feminina.

Como se inicia a homossexualidade feminina? Quais são suas causas? Essas são perguntas difíceis de ser respondidas, pois o assunto é visto com base em várias teorias. Influências ambientais, genéticas e a formação psicológica costumam ser apontadas como elementos condicionantes. Como separar o patrimônio genético herdado involuntariamente de nossos antepassados da influência do meio foi uma discussão que monopolizou o estudo do comportamento humano durante boa parte do século XX. Há os que apostam na força dos genes e os acreditam nas influências do meio. A discussão não se esgota.

> A aceitação de casais homossexuais masculinos sempre foi maior, como se identifica na mídia escrita ou falada. Ao contrário, o preconceito contra o homossexualismo feminino ainda persiste na sociedade e nas leis que fecham os olhos para sua existência. [...] Mais importante que procurar possíveis causas, é fazer com que a sociedade compreenda que a homossexualidade em si não é um mal e que o problema está na solidão, na exclusão e na marginalidade que ela provoca nessas pessoas, pelo preconceito (MARZANO, 2006).

Hoje, a homossexualidade é vista pela sexologia como uma *orientação do desejo*. Essa concepção é recente, visto que somente em 1993 a Organização Mundial da Saúde deixou de considerá-la uma doença, passando a vê-la como uma condição da personalidade humana. Outro passo importante foi dado pelo Conselho Federal de Psicologia, que, em 1999, passou a condenar as promessas de tratamento para reverter a homossexualidade.

> "Desde o início da adolescência, quando minhas amigas já trocavam beijos com os meninos da rua ou da sala de aula, eu me refugiava nos livros, filmes e em meus devaneios. Não me imaginava com um namorado. Sentia nojo de pensar

nisso. Mas adorava a companhia das meninas, receber abraços (eu era tímida e me sentia muito feia), escutar as conversas, sentir o cheiro delas próximas de mim...

Recordo-me de uma prima na infância, com quem dividia a cama, nas férias, na casa de nossa avó. Era delicioso e, ao mesmo tempo, inquietante o que eu sentia. Esperava ela dormir para encostar meu corpo no dela e escutar bem baixinho a sua respiração. Acho que foi meu primeiro amor.

Minha primeira experiência homossexual foi aos 16 anos.

Numa festa de colégio, onde depois de trocar olhares e suspiros ao longo da noite com uma mulher mais velha que eu e que não era de minha cidade, e de beber cerveja como não tomara até então, cedi ao seu abraço tão gostoso.

No jardim do colégio, escondidas, trocamos beijos e carinhos. Tudo nela me excitava, e eu não queria que aquilo acabasse nunca. Mas acabou. Nunca mais a vi, embora ela permanecesse nos meus sonhos por muito tempo.

A partir daí, tive certeza do meu desejo sexual.

Eu gostava de mulheres.

As professoras me excitavam, as artistas nos filmes, as colegas de rua...

E, relutante sempre, ao me imaginar com um homem, crescia o meu asco e repugnação.

Tive várias namoradas ao longo da vida.

Sou possessiva, intransigente
e sofri muito até amadurecer.

A terapia é uma constante na minha vida.
Minha família sabe que sou homossexual,
mas lentamente foi me isolando,
por vergonha, talvez, ou covardia.

Hoje, com 42 anos, me sinto mais tranquila
quanto à minha sexualidade.
Tenho uma namorada
que já está comigo há três anos.
Ela é mais nova, porém menos exigente que eu.
Um relacionamento que me satisfaz.
É com ela que realizo as minhas fantasias,
onde sei o que é prazer,
onde posso ser mais eu..."

(J.S.F., professora de Educação Física, 42 anos)

A organização lésbica brasileira se inicia no começo de 1979, quando algumas mulheres ingressaram no primeiro grupo homossexual do país, o SOMOS. Formou-se então um subgrupo que recebeu várias denominações (facção lésbica-feminista, subgrupo lésbico-feminista, ação lésbica-feminista) até fixar-se, em sua breve vida – de 1979 a meados de 1981 –, com o nome de Grupo Lésbico-Feminista (LF). Esse grupo foi pioneiro no tratamento da questão homossexual, dentro do Movimento Feminista, e da questão da mulher, dentro do Movimento Homossexual, bem como na elaboração da primeira publicação lésbica do País, intitulada *ChanacomChana*, em janeiro de 1981.

A bissexualidade feminina

Situadas entre aquelas que amam exclusivamente homens e as que amam apenas mulheres, as bissexuais parecem estar invisíveis na nossa sociedade. O número de indivíduos que apresentam comportamentos e interesses de teor bissexual, porém, é maior do que muitos podem pensar. A pouca visibilidade dessa situação se deve a uma tendência geral de polarizar a análise da sexualidade entre a heterossexualidade e a homossexualidade. Isso ocorre no plano acadêmico bem como na própria sociedade.

Nos dias de hoje, tem sido comum o uso do termo *queer* na denominação de pessoas tanto bissexuais como homossexuais, numa tentativa de fugir do dualismo e da subcategorização humana, englobando num único termo as pessoas que possuem uma orientação sexual divergente da heterossexualidade dominante. A teoria *queer* surge em países como os Estados Unidos e a Inglaterra.

Segundo Guacira Lopes Louro, doutora em educação e especialista em gênero e sexualidade, *queer* é um jeito de pensar e ser que não aspira ao centro nem o quer como referência e que desafia as normas regulatórias da sociedade. Para ela esse conceito abriga o raro, o estranho, o esquisito. É também o sujeito da sexualidade desviante, é o excêntrico que não deseja ser integrado e muito menos tolerado. "Personagens que transgridem gênero e sexualidade podem ser emblemáticas da pós-modernidade. Mas elas não se colocam como um novo ideal de sujeito. A visibilidade e a materialidade desses sujeitos parecem significativas por evidenciarem, mais do que os outros, o caráter inventado, cultural e instável de todas as identidades. São significativas, ainda, por sugerirem concreta e simbolicamente possibilidades de proliferação e multiplicação das formas de gênero e de sexualidade."

"Aos 40 anos continuo com a sensação de ser diferente das mulheres com quem convivi. Na adolescência, quando a turma buscava festinhas procurando possíveis namorados, eu brincava com as minhas fantasias.

Adorava me imaginar beijando homens e mulheres. Cada pensamento me excitava de uma forma diferente.

Busquei meus primeiros namorados por atração (homens bonitos me atraem) e também para me sentir igual ao grupo.

Envolvi-me cedo com as drogas, bebi muito e no final das farras sempre rolavam uns beijos, abraços ou mesmo um sarro com uma mulher (gosto de mulheres sensuais).

E assim fui vivendo a sexualidade: com uma atração por ambos os sexos, embora em alguns momentos isso se misturasse ao afeto e à paixão e me fizesse sofrer muito. Eu sabia que não pararia com uma parceira ou parceiro. Eu gostava de tudo.

Larguei as drogas, diminui o consumo de bebida, procurei ajuda psicoterápica porque eu não me enquadrava no padrão social.

Por um tempo dediquei-me ao estudo, tentei me desligar um pouco dessa procura desenfreada pelo sexo e comecei a trabalhar por extrema necessidade.

O trabalho veio como um remédio. Fui dedicada em tudo o que fiz, cresci profissionalmente. Não sei se foi o tempo que me trouxe calmaria, ou se as experiências loucas me saciaram.

Não me casei, naturalmente. Adoro morar sozinha e fui sentindo ao longo da vida que a convivência com as mulheres me trazia mais paz.

Hoje estou de caso com uma homossexual. Ela é possessiva e me adora. Sabe que meu desejo é dirigido aos dois sexos, mas investe na nossa relação. Eu também já quero uma certa tranquilidade.

Não sei até quando vou viver sem o beijo ou o corpo de um homem, mas a minha parceira agora me dá certa sensação de completude.

Acho que não falaria nada disso anos atrás. Com 40, assumo-me bissexual e não posso dizer que a vida foi fácil pra mim.

A sociedade é sacana com a gente, a família rejeita quase sempre, e tanto os homens quanto as mulheres têm medo de aproximação.

Talvez com 50 anos eu possa falar melhor, se tiver ganhos com a maturidade. Aos 40, questiono tudo com dor ainda..."

(F.M.P., arquiteta, 40 anos)

No discurso clínico encontramos contradições nos relatos de quem experimenta o sexo com homens e mulheres: algumas se sentem desconfortáveis ao buscarem um grupo para se encaixar, outras se sentem anormais, outras defendem o amor por indivíduos, e não por órgãos sexuais.

"Tenho 48 anos. Venho de uma família complicada. Lembro-me de meu pai sempre fazendo ameaças de suicídio quando as coisas não corriam bem para ele. Alcoólatra (que nunca admitiu isso), deixou-me lembranças amargas da vida familiar. Minha mãe, deprimida, muito solitária na vida.

Eu, filha única, sofria com a convivência de pessoas tão pesadas.

Desde adolescente me sentia amargurada, sem muita alegria. Fui medicada várias vezes para depressão, mas não percebia grandes melhoras. Casei-me com 22 anos e tive uma filha dessa união.

Antes do casamento tive poucos namoros, alguns com muito afeto, embora fosse complicado o contato físico. Não sabia explicar na época o que era estranho para mim. Só tinha certeza de que não tinha muita paciência com os namorados.

Com meu ex-marido tive um namoro gostoso, rápido e uma gravidez que veio cedo demais, um ano após o casamento. Na vida sexual, sentia aconchego, pouco prazer, embora experimentasse orgasmos esporadicamente.

Quando minha filha completou quatro anos, fui abandonada pelo marido.

Ao me ver sozinha e com uma imensa sensação de rejeição, busquei a análise como meio de salvação. Processo sofrido, longo, porém o único caminho possível de trilhar.

Tive poucas relações sexuais depois do casamento e não tive vínculo com nenhum homem, embora eles preenchessem minhas carências na cama.

Hoje sou avó de um lindo bebê, e, junto com essa nova etapa da minha vida, conheci uma mulher oito anos mais moça que, eu com quem travei a maior amizade. Ela é hoje o meu maior e melhor afeto.

Envolvemo-nos sexualmente, a princípio com uma certa resistência minha, porém, com imensa satisfação. Fui me destravando e sentindo prazeres muito diferentes dos que eu havia experimentado com os homens.

Sou imensamente realizada sexualmente hoje com ela, e do meu processo de análise veio o reconhecimento da minha bissexualidade.

Homens me atraem, e mulheres me atraem mais. Sou mais solta na cama com minha parceira, mais suave na forma de me expressar, mais sensível ao receber carícias. A maturidade me trouxe esse presente da vida..."

(S.G., assistente social, 48 anos)

É fato que a bissexualidade nos faz rever mitos, preconceitos e pontos de vista. Sabemos que é possível, sim, sentir desejo por ambos os sexos. A Sexologia busca constantemente aprofundar o tema, pesquisá-lo e torná-lo menos polêmico. É necessário, porém, que aconteçam discussões e reflexões sérias por parte de profissionais envolvidos nas áreas social, legislativa e executiva para o desenvolvimento da sexualidade humana brasileira. Isso sem mencionar a conscientização da própria sociedade da necessidade de se respeitar o sujeito, independentemente de sua orientação sexual.

A influência da mídia na sexualidade

O apelo à sexualidade e a vulgarização da mulher encontram na mídia, principalmente na televisão e na internet, forte aliada. Nas novelas, nos programas humorísticos ou de auditório e nos delitos passionais apresentados, a mulher é representada como fonte inesgotável de prazer para o homem, como ser humano frágil, submisso, pouco inteligente e impecável em sua sedução. Isso sem dizer dos anúncios que estampam mulheres "perfeitas". Mesmo com todas as conquistas ao longo da História, a mulher ainda se submete a esses papéis. Como se não bastasse, paralelamente a essa representação existe a "indústria do orgasmo", que divulga a ideia de que o prazer sexual é instrumento para se obter felicidade.

Pois bem, como fica a mulher de 40 anos, que, segundo os padrões estabelecidos, já não tem o mesmo vigor e a beleza, diante dos apelos da nossa sociedade?

Primeiramente, cabe esclarecer que a satisfação sexual é particular e inesgotável. A mulher não pode ser reduzida aos seus orgasmos. É possível enxergá-la em sua totalidade, em sua relação com a vida e com sua sexualidade, muito mais amplamente do que como fonte de gozo. É importante trabalhar a culpa, a vergonha, a noção de pecado ainda presente nos nossos dias. A mulher pode se permitir aprender, relaxar, efetuar exercícios respiratórios, tocar o próprio corpo – como uma leitura erótica, não apenas como um toque vaginal. Tirar proveito de sua experiência, de sua sabedoria e de suas conquistas em benefício próprio são atitudes para quem quer viver adequadamente sua sexualidade e seus afetos.

A proposta terapêutica na Sexologia é a de que as mulheres possam viver bem sexualmente, cada uma com suas singularidades, potencializando a sensualidade do corpo, estimulando e encorajando os desejos e as necessidades eróticas, desmistificando tabus e preconceitos. Que ela compreenda que o sentido de suas ações, tanto no sexo quanto na vida, não está em evitar o fracasso, mas em ousar experimentar.

É próprio do sujeito querer carinho e afeto nos seus relacionamentos. Vejamos o que dizem Gerson Lopes e Mônica Maia:

> Uma das queixas mais frequentes da mulher que vive uma relação de casal se refere à incompreensão do parceiro de que nem toda carícia sexual tenha que obrigatoriamente terminar em uma relação sexual. Inúmeras mulheres relatam que gostariam de namorar seu marido, mas não o

fazem por medo de aquele sinal sexual seja de imediato transformado em ato sexual (LOPES; MAIA, 1995, p. 68).

A evolução sexual das mulheres não terminou. É um processo constante. É sempre tempo de reaprender, questionar, apreciar, partilhar, reavaliar conceitos e, sobretudo, acreditar que é possível mudar.

"Adorei fazer 40 anos. É muito bom estar mais madura e ainda com energia e vitalidade. Estou mais segura e sabendo o que quero da vida, desde uma simples compra até decisões importantes. O aparecimento dos cabelos brancos, de rugas e flacidez muscular logicamente incomodam, mas vejo neles o papel de mostrar a realidade, de fazer repensar os reais valores, readaptar e fazer um balanço dos projetos de vida. Existe a vantagem dos atuais recursos estéticos e uma sintonia interior que amenizam isto.

Quanto à minha sexualidade, sinto que cada vez mais priorizo a qualidade, que se inicia nos pequenos gestos de atenção, e dou menos importância à quantidade.

Tive alguns problemas de saúde. Fiquei durante três anos com sangramentos fora de época devido a um pólipo não diagnosticado. A conduta indicada seria a retirada do útero, pois ele também estava maior que o esperado. Não queria que isso acontecesse. Comecei a fazer ioga e me submeti à medicina antroposófica. Em poucos meses eliminei o pólipo e meu útero diminuiu. Sinto toda a área genital mais tonificada e, consequentemente, a minha sexualidade. Principalmente depois dessa experiência dá para sentir como o controle de nossa vida muitas vezes está em nossas mãos."

(G.S.S., terapeuta ocupacional, 40 anos)

À mulher de 40 anos, mais consciente do que aos 20 e aos 30, fica a sugestão: aproprie-se de sua vida, seja autora de sua história. As escolhas são suas. Siga o seu desejo.

"Acordei com 40 anos. Confesso que resisti um pouco a sair da cama. Tive medo de me deparar com os espelhos naquele dia. Aprendi, pela vida afora, que depois dos 40 a gente estava velha. E eu não queria envelhecer.
O que aprendi não estava combinando com o que eu de verdade sentia e sinto.

Gosto de ser observada na rua. Gosto de me sentir bonita. Gosto das alegrias todas que as mulheres mais novas usufruem.

Tenho muita consciência das coisas que a idade me faz sentir. Já prefiro a 'calma' às noitadas 'intempestivas'. Fazer amor com muita vontade é o mais importante para mim. Gosto de envelhecer ao lado do meu parceiro. Ele também já tem o corpo diferente do que era antes. Luto muito para não engordar. Isso é a tragédia dos 40. Mas nem por isso diminuiu o meu tesão e o meu prazer. Não é qualquer relação que me satisfaz. Gosto de ser seduzida, gosto de me perfumar, ser acariciada, preparar o momento de amor.

As minhas noites não são mais interrompidas com o choro das crianças, ou com a preocupação ou o despertar delas. Meu quarto é mais do que nunca o meu ninho de amor.
Coisas que só o tempo traz.

O medo que senti no dia em que fiz 40 felizmente não me acompanhou. Não cabe ainda na minha vida a certeza do envelhecimento. Tenho conquistas lindas a fazer e, se não as fiz antes, tenho certeza de que o tempo que me resta vai ser para vivê-las. Estou feliz quarentona!"

(M.P.A., atriz amadora, 41 anos)

"É sofrido rever a vida aos 40. Escolhi a independência financeira como primordial para mim. Investi na minha profissão com o intelecto, a grana e a emoção. Vangloriei-me das conquistas que adquiri. Formei-me, graduei-me, terminei um doutorado tão cobiçado por mim.

Olhava a família: as pessoas se orgulhavam das minhas conquistas, todas as contas de casa saíam do meu bolso. Não tive escrúpulos de renunciar a afetos que pudessem ser obstáculos.

Profissionalmente sinto-me realizada. Meu salário é o de poucas brasileiras. Sou consumista – gasto com o que quero. Tenho prazer em ter coisas: bom carro, casa, fazer viagens, escolher aonde ir sem me preocupar com o custo.

Mas, ao olhar em volta, às vezes sinto-me vazia. Não constituí família. Não sei o que é ter filhos me esperando, homem dividindo despesas, um aconchego ao adormecer. Talvez essa seja a fração mais sofrida do balanço da minha vida.

Tenho 43 anos. Não posso mais ter filhos. Ninguém compactuou a minha história. E os parceiros, sempre superficiais – talvez porque soubessem que eu me bastava –, preencheram noitadas, não meu coração.

E, num lampejo de ternura comigo mesma, tento imaginar-me mais mulher, humana, sonhadora, menos poderosa, realista... Será que ainda tenho tempo?"

(V.F.G., engenheira química, 43 anos)

Capítulo IV
A mulher e o envelhecimento

Com o passar dos anos descobri que tinha tempo para andar mais devagar, tempo para ver uma árvore florir. Dei-me conta que podia plantar o meu próprio caminho. Hoje eu enfeito o meu chão.

Henry Vítor

Dizem que o ser humano torna-se bobo com o passar do tempo. A mulher relata que chora mais, ri mais, seleciona mais, lê mais, pensa mais, pois sabe que não tem o tempo todo a seu dispor. Descobre que é bom ficar mais boba. Permite-se andar como quer, por onde quer. Deseja abraçar o mundo, mas espera que o mundo lhe abrace. Sabe proteger, mas necessita de proteção. Sente saudades da infância, da adolescência, dos sonhos que sonhou ao longo da sua história. Os pais voltam a ser tão essenciais como na infância, tão sábios quanto antes. A vida, em suaves lembranças, funciona com magia e sabor. Fica gostoso recordar. Os 40 anos, que antes pareciam tão distantes, chegam cheios de mistérios.

"Confesso que me preocupei muito com os 40 anos antes que eles chegassem. Cheguei até a perder o sono! Mas, quando eles chegaram, definitivamente me senti aliviada. Passei pela vida dançando, literalmente. Aos 15, realizava isso com obstinação. Aos 20, com alegria. Aos 30, com menos entusiasmo, pois eram tantas as solicitações da minha vida familiar: filhos, filhos, filhos...

Aos 40, danço com prazer. Sinto orgulho da alegria que experimento. Depois de tanta luta, tanta dificuldade financeira, tantos momentos sofridos, acho que os 40 chegaram para me dar paz. Gosto da tranquilidade que experimento de ficar em casa, ouvindo música, criando sozinha minhas coreografias, gosto de ver meus filhos independentes, gosto da conversa jogada fora com as vizinhas, gosto dos encontros com meus familiares. Gosto de ser feliz assim.

Da dança, ao longo da vida, não tirei lucros financeiros. Sou mais uma entre tantas que se apaixonam pelo que faz. Mas tive lucros de poder, através dela, de relaxar e me entregar ao prazer. Um prazer bem semelhante ao que experimento na minha vida sexual. Sinto-me mulher, dançando. A música acende uma luz em mim.

Aos 40, reconheço os limites do meu corpo. Já me sinto mais pesada, mais cansada, menos bonita. Mas, mesmo assim, não paro de sonhar.

> Acho que o maior ganho que a idade traz é a gente saber que os sonhos só pertencem a nós. Ninguém pode roubá-los. A não ser que a gente permita esse furto."
>
> (L.P.C., professora de dança, 42 anos)

A mulher ingressa no climatério ao redor dos 40 anos, atinge a menopausa por volta dos 50 e, a partir de então, vive um terço de sua vida em falência hormonal. O processo de envelhecimento é gradual, lento e decorre de uma sucessão de acontecimentos imperceptíveis que transcorrem de modo muito vagaroso ao longo da vida. Envelhecer é um processo fisiológico normal, e não uma doença. É natural que, quanto mais tempo uma pessoa viva, mais suscetível às doenças ela fique. Com o passar dos anos, órgãos e tecidos dos organismos se desgastam. Mas é importante saber que certos comportamentos contribuem para uma velhice saudável. Evitar álcool e cigarro, praticar exercícios, ter uma dieta nutritiva, manter um peso adequado e ter acompanhamento médico são atitudes que, quanto mais cedo se iniciarem, mais benefícios trarão para o sujeito, seja mulher, seja homem.

Sublinhamos o valor do cuidado com a saúde mental, afetiva e sexual. Viver com sentimentos maltrabalhados, como rancor, raiva, frustração, mágoa, opressão, rejeição e baixa autoestima, podem afetar o dia a dia e a saúde da mulher. Para envelhecer bem, além de se preocupar com a questão física, é preciso cuidar dos sentimentos. Dizem que as pessoas ficam mais bonitas quando estão felizes. Pode apostar que sim. Satisfeitas, de bem com a vida, fica mais fácil ter ânimo para superar as dificuldades, envolver-se em novos projetos, permitir-se uma qualidade de vida mais aprimorada.

"Há sempre uma mistura de sentimentos e emoções ao refletir sobre a questão da maturidade e os ganhos que ela tem me trazido. Não é possível só falar em perdas, naquilo que já se foi, no que ficou por fazer e nem mesmo do que já aconteceu e ponto final. Tenho sempre nas minhas reflexões que há um ponto de exclamação e de reticências quando analiso os aspectos afetivos e sexuais e os ganhos que a idade me trouxe.

Haverá sempre no registro das minhas emoções momentos intensos de felicidade, de alegria, até euforia; posso me lembrar deles, permeados também por dores e lutos que fazem parte da minha vida com cicatrizes profundas. Não me proíbo de relembrar de tantos momentos e sei hoje que cada um deles só me permitiu ser hoje como sou. São construções que tenho feito ao longo da vida, escolhas elaboradas e sentimentos amadurecidos que tenho como grande riqueza e potencial. É isso que denomino maturidade, e que, apesar de ter também o peso da maior-idade, eu não trocaria por nada. São esses os ganhos não mensuráveis. São ganhos em termos de estrutura emocional, de sensibilidade, de amenidade, de discernimento, de completude, de tantas e tantas emoções que me permitem apenas ter uma 'saudadezinha' de quando eu era mais jovem, nada mais...

Fiz trocas que valem riquezas: o corpo sempre magro na juventude, sem nenhum esforço em tê-lo, pelo corpo preguiçoso de agora que precisa sempre de um grande empurrão e de motivação para mantê-lo; o cabelo sempre liso e sem graça pelos fios brancos de hoje que me permitem tê-los um dia cor de chocolate, noutro preso e com um corte bem moderno; o coração disparado antes de qualquer ação, tantas e tantas vezes impedindo de realizar feitos, pelo equilíbrio, postura e planejamento nas ações de hoje; a ansiedade frente às dificuldades financeiras pelo autocontrole, planejamento e busca criativa de soluções; o medo do desconhecido pela segurança de poder compreender o que é novo é descobrir o prazer das surpresas; a agitação pela tranquilidade; o dormir tarde e cansada pelo acordar cedo e bem disposta; o belo sonho romântico pelo bom sono com romance; a guloseima pela comida saudável; as calorias pelas correrias...

Sei que hoje sou mais mulher, mais feminina, mais companheira, mais parceira, mais cúmplice, mas cuidadosa, mais amiga, mais maternal, muito mais eu... Compreendo as pessoas e o mundo ao meu redor a partir do meu referencial de encontro comigo mesma e, apesar de mais exigente também, mais produtiva por necessidade, um pouco mais cansada por causa de tantos 'mais', sou também mais feliz e sem modéstia, sou muito mais eu hoje, na casa dos 'enta' que há 20 anos."

(S.L.R.B., administradora de empresas, 46 anos)

E o que dizer sobre a sexualidade no envelhecimento? A sabedoria que vem com a idade e a soma de experiências propicia à mulher o esclarecimento de que, para se ter uma vida sexual saudável, é necessário mais do que ter uma pele sem rugas, uma cinturinha fina e um corpinho de causar inveja.

É relevante que a mulher conheça seu corpo, seus caminhos, e compreenda que a sexualidade abriga conceitos bem mais amplos do que beleza, juventude e orgasmos. Sexualidade é poder sentir-se bem, amar-se, cuidar-se, se permitir sentir prazer, reconhecer o melhor de si e as limitações da idade. Engana-se quem pensa que a vida sexual deve ser deixada em segundo plano durante o envelhecimento. O sexo sadio é, sim, uma boa pedida em qualquer idade, e não é diferente na velhice. A prática regular da atividade sexual pode ser extremamente benéfica. Suas repercussões, nos âmbitos tanto físico quanto emocional permitirão à mulher um envelhecimento com melhor qualidade. E há ainda aquelas mulheres que só descobrem o prazer de se sentirem amadas ou desejadas quando passam dos 40 anos.

O envelhecimento leva a uma série de alterações em todo o corpo, inclusive no ciclo de respostas sexuais do organismo. Mesmo sem ter problema orgânico, a mulher pode deixar de ter uma vida sexual prazerosa por causa da ansiedade e outros fantasmas geradores de insegurança.

Sabe-se que a expectativa de vida das mulheres cresceu bastante nos últimos anos: a média é de 75 a 80 anos. Assim, se os sintomas primários do climatério surgem por volta dos 40 ou 50 anos, presume-se que elas tenham hoje de 30 a 40 anos a mais de tempo para viver. É fundamental que elas encontrem, nesse momento, um caminho e uma forma de vida adequados, priorizando seus gostos, valores, atividades, relacionamentos, enfim, que busquem uma qualidade de vida satisfatória, questionando assim o modo como têm vivido e pretendem viver. Se o tempo de vida da mulher aumentou, podemos dizer também que cresceu o número de alternativas para que ela chegue aos 40 anos de uma forma saudável.

Além da indústria de cosméticos que apresenta cada vez mais novas "soluções" para retardar os sinais do envelhecimento, é necessário nos lembrarmos de outro fator: a informação é bem mais importante do que um creme antirrugas. Através dela, a mulher pode ter acesso às práticas benéficas, à prevenção de doenças, às novidades da Medicina. E a mídia dedica cada vez mais espaço para a discussão sobre o envelhecimento.

> "Acabei de completar meus 40 anos! Mesmo antes de completá-los, já me considerava uma 'mulher de 40', pois estava muito ansiosa para falar que já tinha 40 anos completos. Acho-me bem para a minha idade, cheia de energia e bem-estar!
>
> Me recordo muito bem quando minha mãe foi avó aos 39 anos, e com essa idade ela não tinha mais a beleza, a pele boa e o corpo em forma que hoje, nós mulheres de 40, temos. Naquela época, elas não pensavam nelas, só na casa e nos filhos, nem tinham as nossas oportunidades.

Tem sido um prazer estar participando de toda essa transformação que as mulheres provocaram. Incrível toda essa mudança!

Esta idade só me trouxe coisas boas, como a maturidade, acima de tudo. Me sinto muito mais segura e muito mais tranquila naquilo que faço, nas minhas opiniões, nas minhas decisões, nas minhas emoções, nos meus gestos e nos meus impulsos.

Hoje não tenho mais medo de errar, acredito mais em mim porque sempre tive o pensamento positivo em tudo e uma sensibilidade muito grande de captar as coisas.

Sou muito vaidosa, não gosto de ficar acima do meu peso, por isso frequento academia e faço aulas de 'local e aeróbica', e percebo nas aulas aeróbicas que ainda tenho muito 'pique', mesmo estando com meus 40. Sou mais ativa do que minhas filhas (uma de 22 e outra de 14). Cuido de mim: do meu corpo, de minha saúde, da minha alimentação e dou muita atenção à parte emocional, é isso que mantém a gente jovem.

Alguns aspectos físicos vão mudando: na cabeça, alguns fios de cabelo branco; vamos perdendo a tonicidade e ganhando algumas rugas. Mas isso não choca porque é muito lento esse processo.

A idade é muito legal, nos traz mais sossego. Hoje a gente troca badalações por um jantarzinho íntimo ou até mesmo uma saída com alguns casais parecidos conosco. Gosto de cinema, teatro, viagem a dois para termos todo o tempo só para nós dois. Gosto de estar 'só' com meu marido para namorar. Curtimos as mesmas coisas e, quando estamos sós, nos bastamos. Temos muito tesão um pelo outro, e sinto que a idade nos traz muita segurança no sexo. Posso dizer que a gente fica mais liberada, mais solta, mais segura e, principalmente, sem medo de engravidar. O tesão é o mesmo, ele não diminui com o tempo, e isso me dá segurança em relação ao envelhecimento.

O que acontece hoje é que sinto a TPM mais forte, e que é uma fase em que a libido tem uma queda. A mulher fica mais fria, mas o marido vai aprendendo a conviver bem com isso. Na meia-idade as pequenas perdas se tornam menos significantes, se comparadas às grandes conquistas. Na meia-idade, a gente se volta para dentro com mais intensidade, e esta meia-idade nos deixa cada vez mais calma e feliz!"

(S.L.T., economista, 40 anos)

É possível que durante o envelhecimento surjam incômodos e desconfortos físicos, tais como ondas de calor, sudorese e dores de cabeça, pois, com o avanço da idade, há a diminuição do estrogênio no corpo. Nessa fase, o cálcio é menos absorvido e, consequentemente, há maior fragilidade dos ossos. A menopausa está associada ao declínio na produção de estrogênio e progesterona pelo ovário. Sintomas psicossociais mais frequentes, como irritabilidade, depressão, insônia, perda de concentração e de memória, são comumente relatados pelas climatéricas.

Uma das principais queixas das mulheres após a menopausa é o ressecamento vaginal, em razão da diminuição das taxas hormonais, sobretudo dos estrogênios. Esse ressecamento pode causar dificuldade, certo desconforto e até mesmo dor durante a penetração do pênis. Apesar disso, não existem razões significativas para que a sexualidade feminina se altere com a menopausa. Em muitos casos, quando a mulher se vê livre da possibilidade de engravidar, o interesse pelo sexo pode até mesmo aumentar. É facilitador que ela mantenha contato com o ginecologista e estabeleça um diálogo aberto, para que ele, além de acompanhar sua saúde, a auxilie na compreensão de seu corpo e de seus processos vitais.

Torna-se essencial a prática de exercícios físicos durante o envelhecimento, já que há uma transformação natural no corpo da mulher: a massa óssea e a muscular diminuem, enquanto a massa gordurosa aumenta progressivamente. As atividades físicas fortalecem os músculos e o esqueleto e aumentam os níveis de hormônios sexuais. Com o nível de estrogênio aumentado, os sintomas climatéricos sofrem queda.

A prática regular de atividades físicas no climatério é preciosa e eficaz, pois previne doenças, trazendo benefícios para mente e corpo. É importante priorizar a escolha desses exercícios. Eles devem ser agradáveis, e cada mulher deve optar por aquilo que lhe dá prazer. Se, por exemplo, ela não se sente bem numa academia, envolvida com pesos e esteiras, que opte pelas caminhadas ou pela natação. Escolher adequadamente o tipo de atividade física aumenta sensivelmente a possibilidade de que os exercícios não sejam interrompidos, visto que poderão gerar prazer.

Durante o envelhecimento, a mulher, na maioria das vezes já com os filhos criados e a carreira encaminhada, pode cuidar mais de si. Pode encontrar nessa fase um período adequado para investir na própria vida, ir atrás de seu desejo. Os depoimentos abaixo mostram as diversas sensações e descobertas aos 40 anos. Essas mulheres compartilham seus medos e suas expectativas.

> **"**Ter 40 anos significa o encontro com minha verdadeira essência, como pessoa e como mulher. Sinto-me dona da minha própria história, e 'reinvento-a'. Permito-me ser eu mesma, sem culpa, sem remorso e sem medo de errar. Vivo minhas experiências, inteira, sem me dividir. É muito gratificante viver o amadurecimento pessoal-afetivo-sexual em sua plenitude.**"**
>
> (C.D.B., psicóloga clínica, 42 anos)

> **"**Quarenta anos, mirante oportuno para se apreciar a panorâmica da nossa vida. Ângulo de visão que nos permite perceber o rumo de nossas escolhas – salvo algumas montanhas –, mistérios da própria vida e outras, autoimpostas. Hora da colheita e de replantios. Hora de comemorações ou recuos. Hora de se reestruturar o que for

preciso. Da mocidade, fortes vestígios. Da velhice, fortes indícios. Tesão, paixão, entusiasmo, planos, experiências, rugas, flacidez, cabelos brancos, TPM, dúvidas, compromissos.

O sexo em ritmo mais calmo não compromete a intensidade. Exames anuais para controle seguindo mais ou menos as orientações: profilaxia. Remédios, de preferência fitoterápicos. Massagens. Caminhadas. Sou meio preguiçosa para ginásticas. Tem o tai chi chuan e a ioga, mas enrolo.

Quando o contexto inclui o afeto, tudo é mais fácil. Fluem os altos e baixos com o suporte de me sentir amada e aceita, a liberdade de 'rodar a baiana' à vontade. Beijos, arrependimentos, desculpas. Mal-estar que regula bem as relações. Sintoniza. Sou do tipo plenamente dependente. Adoro meu companheiro, meus filhos. Gosto de estar sempre e muito, muito grudadinha, viajar junto, cinema junto, refeições junto, fazer tudo juntinho. Mas amo a liberdade. Adoro fazer coisas sozinha também. Me dá aquele friozinho de prazer. Aquela sensação orgástica da autonomia, da independência. Costumo dizer que um bom companheiro divide as tristezas e multiplica as alegrias. Funciona. Pra mim é isso mesmo. Quando estou mixuruca, ancoro no meu amor/amores e sugo até onde posso. Do contrário, curto, compactuo, saio fotografando – para registrar aqueles momentos que eu não queria que acabassem nunca.

Com 40 anos somos meninas, adolescentes, mulheres sonhadoras – tudo ao mesmo tempo. Dependendo das referências, a gente olha e decide: sou senhora – diante dos sobrinhos se graduando, dos adolescentes que a gente acompanhou a gravidez, pegou no colo –, ainda que não completamente convencida, o óbvio atropela. No trabalho, na escola, em viagens, com os amigos, vagamos camaleônicas.

Acredito que, quando fazemos o de que gostamos – e isso é algo que ajuda a muitas pessoas –, a felicidade fica mais acessível. O ser humano é muito vulnerável.

Perceber-me com 40 e poucos – saudável, produtiva, útil, realizando e realizada, é um privilégio. Coisa de Deus essa bênção.**"**

(A.A.H., filósofa e psicóloga, 42 anos)

"Ao completar 40 anos de idade pensei em fazer uma grande comemoração, marcando, assim, uma nova caminhada. No entanto, a festa não aconteceu, e, por incrível que pareça, nem um bolinho fiz. Na verdade fui acometida por uma tristeza muito grande. Senti, naquele momento, que não havia motivos para comemorar.

Reavaliando a minha vida até então, pude perceber avanços e retrocessos. Em relação aos avanços, eu digo sempre que, sem dúvida, ficamos mais maduras, somos capazes de entender muito das nossas escolhas, dos nossos desejos. Também aprendemos a nos posicionar de maneira mais firme diante de situações conflituosas, somos mais corajosas. Por outro lado, me deparei com uma grande angústia e tristeza ao perceber que, apesar de mais madura, mais corajosa, muita coisa do que vivi, que fiz, já passou e não posso mudar.

Passei muito tempo da minha vida acreditando que, pelo menos para mim, a felicidade não era possível. Hoje, com 44 anos de idade, permaneço ainda me sentindo infeliz. Apesar de ter mais coragem, de identificar melhor as situações que ainda não administro bem, podendo até evitá-las, não consegui desfazer as escolhas passadas. Acredito que o que mais me angustia, atualmente, é me sentir impotente para desfazer o que foi e continua sendo fonte de angústia na minha vida, por exemplo, o meu casamento.

Outro exemplo é não ter investido mais cedo na minha carreira profissional (ter feito mestrado e doutorado antes). Enfim, a sensação é que, se pudesse, não faria nada do que fiz. Evidentemente não estou com isso dizendo que eu não posso mudar nada na vida. É preciso, no entanto, não desconsiderar os limites reais postos com a idade, com os compromissos familiares. Hoje, tenho dois filhos de quem eu preciso cuidar.

No que diz respeito à saúde, alguns problemas apareceram e certamente acabam por limitar algumas atividades. Por exemplo, sinto falta de viajar para participar de seminários, congressos, mas, quando estou atacada de labirintite, não consigo viajar. Além disso, tem o problema financeiro, que acaba determinando que eu priorize os estudos dos meus filhos. Todos esses impedimentos geram uma angústia muito grande. Sinto que hoje tenho vontade para realizar muitas coisas, principalmente no campo profissional, mas faltam condições financeiras, e a saúde não é a mesma.

Tudo isso interfere também na vida sexual. A sensação é a de não ter mais desejo. Ao pensar em procurar outro parceiro, me defronto com meu corpo. Não é mais o mesmo. Estou gorda. Ao mesmo tempo, falta coragem para fazer um regime, me tornar mais atraente. O mais angustiante é que sinto que o tempo está passando e gostaria de poder realizar tudo o que não consegui até o momento."

(C.M.A.R., psicóloga, 45 anos)

"Falar da minha chegada aos 40, apesar da guerra pela sobrevivência, me dá uma certa alegria. Lutei muito para ter o básico: comida, moradia, estudo. Venho de família pobre – muitos irmãos, pais doentes. Aprendi a fazer de tudo para chegar aonde cheguei. Fui faxineira, babá, secretária, telefonista, fiz crochê nas horas vagas. Tudo isso até conseguir estudar. Cheguei à faculdade de Fisioterapia sem saber como iria me custear.

Deixei de comer, vestia-me muito precariamente para economizar. 'Economia' sempre foi uma palavra-chave para mim.

Com toda essa luta, naturalmente me formei mais tarde e tive uma vida acadêmica com pouco lazer – o dinheiro era pouco, os amigos raros.

Hoje, estabilizada na profissão, porém trabalhando muito, tenho o conforto que sempre quis. Abri mão de me casar.

Essa ideia sempre me assustou. Casamento sempre me lembrou 'trabalhos caseiros', e essa lembrança nunca foi feliz para mim. Crianças sempre significaram horas perdidas, sono curto, gastos mil.

E, não sei se por escolha ou comodismo, chego aos 40 satisfeita com a minha história. A vida me tornou solitária, e gosto de estar assim."

(J.M.D., fisioterapeuta, 40 anos)

A presença do ginecologista na trajetória de vida da mulher

Estou convencida de que a maior parte dos incômodos e doenças que acabrunham as mulheres tem causas psicológicas: foi o que me disseram, aliás, certos ginecologistas. É por causa da tensão

> moral [...], por causa de todas as tarefas que assumem, das contradições em meios às quais se debatem, que as mulheres estão sem cessar estafadas, no limite de suas forças; isso não significa que seus males sejam imaginários: são reais e devoradores, como a situação que exprimem. Mas a situação não depende do corpo, este é que depende dela (BEAUVOIR, 1980, p. 88).

Já dizia Simone de Beauvoir, escritora e feminista francesa, falecida em 1986, que causas psicológicas podem trazer desconfortos físicos. Para a mulher, esteja ela na idade em que estiver, existe um profissional preparado para sanar suas dúvidas. O ginecologista normalmente é a primeira pessoa a quem a mulher recorre para levantar seus questionamentos e desabafar sobre seus medos e inseguranças. O início dessa relação se inicia, ou pelo menos deveria se iniciar, tão logo ocorre a primeira menstruação, ou mesmo antes disso. Ele deve ser encarado como um aliado da mulher, uma vez que a acompanha de perto durante boa parte da vida. O ginecologista é a pessoa mais indicada para receitar métodos de contracepção, informar sobre doenças sexualmente transmissíveis, orientar sobre reposição hormonal e gravidez, tardia ou não.

Como forma de tirar proveito desse profissional, ela deve procurar se sentir à vontade durante as consultas e estabelecer relação de confiança e cumplicidade com o ginecologista. Afinal, ele ou ela tem o compromisso de orientar, informar e apoiar a mulher. Nisso consiste sua formação: trabalhar pelo conforto, pelo bem-estar e pela saúde de suas pacientes. Muitas doenças, desconfortos e crises de ansiedade podem ser evitados com o acesso à informação, à prevenção e ao diálogo aberto e franco com o ginecologista. Cada mulher é única e portadora de uma história com especificidades físicas e emocionais singulares.

> O ginecologista consciente deve preocupar-se constantemente com a função sexual de suas pacientes, mesmo quando não existem queixas explícitas a respeito, tanto quanto se preocupa com o que e quanto as gestantes comem ou como está a função intestinal das mulheres que recebem antibióticos por infecções diversas (VITTELLO, p. 24).

Para a mulher de 40 anos, a presença do ginecologista é sentida como necessária e confortável, afinal torna-se necessário dividir com alguém as mudanças nítidas que já são sinalizadas. Os ciclos menstruais começam a ficar estranhos, às vezes irregulares. O fluxo menstrual se apresenta oscilante: ora maior, ora menor. Cólicas, que muitas vezes ficaram imperceptíveis no turbulento período da criação dos filhos, podem ressurgir agora. A tão incômoda TPM realmente se manifesta de maneira acentuada: humor oscilante, sensibilidade aumentada, dores de cabeça, mamas e pernas inchadas são comuns nesse período. Mas, sobretudo, a irritabilidade e a angústia que se instalam, seguidas de um choro tantas vezes incontrolável, vêm dizer à mulher que ela já não é mais a mesma. Está carente. Quer colo.

> "A mulher, na pré-menopausa, enche-se de insegurança sobre o futuro ao perceber as primeiras mudanças no seu organismo: irritabilidade, ciclos

irregulares, ressecamento vaginal. Há uma angústia com a chegada da menopausa e com o medo das mudanças. Será que vou ter doenças? Será que meu parceiro vai me achar atraente? Será que esse ressecamento vaginal vai interferir no meu casamento? Será que estou 'mais fria' por causa da menopausa? Cabe ao profissional de saúde que recebe essa paciente orientá-la sobre a naturalidade dos fatos e ajudá-la a conviver bem com essa nova fase de sua vida, que pode ser tão boa quanto as anteriores, bastando apenas que ela compreenda suas nuances.**"**

(Erica Becker A. de Souza
ginecologista-obstetra, Belo Horizonte/MG)

O ginecologista pode sugerir mudanças quando achar necessário: seja para melhor qualidade de vida, para proporcionar mais disposição à mulher, seja para promover o melhor funcionamento do organismo, principalmente em períodos como a TPM, ou em outros em que a ansiedade também se instale. Às vezes é proveitoso que a mulher altere seu ritmo de vida ou mesmo dedique um tempo para cuidar de seu lado emocional. O ginecologista pode encaminhá-la para tratamentos psicoterápicos e alertá-la para a importância de se cuidar do emocional. É possível evitar o estresse que vem junto com o medo, a insegurança e a cobrança? Essa é uma das grandes questões que leva a maioria das mulheres a buscar o diálogo com esse profissional.

O ginecologista é, *a priori*, o cúmplice da história da mulher. Com seus conhecimentos, ele pode atuar e auxiliá-la em questões referentes ao metabolismo ósseo, à osteoporose, às doenças cardiovasculares e aos problemas psicológicos. Ele pode apoiar a mulher em tudo o que diz respeito à sua sexualidade. A mulher de hoje também deseja falar sobre a sua relação com o sexo e seus desejos. Ela quer aprender mais e, em alguns casos, resgatar uma sexualidade que se foi fragmentando pela vida afora.

Visitas ao ginecologista são importantes durante todo o percurso de vida da mulher. Contudo, aos 40 anos, pode ser que ela leve para as consultas questões que até então ficaram camufladas, seja por insegurança, vergonha, seja pela falta de conhecimento sobre seus desejos. Sublinhamos que não há limite de idade para querer desenvolver sua sexualidade. Fingir orgasmos, negar as vontades em troca da satisfação do parceiro e a dificuldade em se expressar abertamente com o companheiro são atitudes comuns, mas que deixam marcas negativas na sexualidade da mulher e na sua autoestima. A mulher madura é aquela que se torna sua melhor amiga.

Para ter uma vida afetivo-sexual saudável, é possível que a mulher se respeite e manifeste seus desejos e vontades. De que adianta um belo corpo e a juventude se ela não consegue obter prazer e satisfação durante o sexo? Os fatores fundamentais são o autoconhecimento, o respeito pelas suas limitações e a liberdade para se manifestar. Isso vale e é possível em qualquer idade. Certamente o ginecologista tem papel importante na trajetória da mulher, esteja ela entrando para a adolescência, iniciando a vida sexual, preparando-se para ser mãe ou entrando para a menopausa e absorvendo as consequências do envelhecimento.

"Mulheres equilibradas que possuem altruísmo para suportar renúncias inevitáveis e que souberam desenvolver seus próprios valores, ao entrarem no climatério, em lugar de sofrerem 'perdas', podem recuperar partes de si que estavam a serviço de outros.

Ao contrário, a mulher que não conseguiu desenvolver suas próprias potencialidades pode se ver diante de um 'vazio' e daí nascer o desespero.

É um momento muito adequado para atuação de uma equipe multidisciplinar na qual os profissionais ligados à profilaxia terão papel destacado."

(**Luiz Ney de Assis Fonseca**, ginecologista-obstetra, São João del-Rei/MG)

"Podemos observar na clínica ginecológica, no consultório, que a mulher começa a se preocupar com o tratamento da 'menopausa' em torno dos 40 anos. Normalmente, ela nos procura ansiosa a respeito de 'quando' iniciar a reposição hormonal. O nosso papel é de reconhecer, na linguagem dessa paciente, a ansiedade, o contexto sexual e emocional quanto ao envelhecimento. Podemos orientá-la de forma concisa e simples, para que ela compreenda bem os ganhos que pode ter com a maturidade."

(**Silvia Serrat Guimarães**, ginecologista-obstetra, Montes Claros/MG)

"A mulher, ao atingir o período do climatério, vive sentimentos muito semelhantes aos da adolescência. São momentos de crise: de relacionamento, familiar, de identidade, de corpo, de sexualidade, de autoestima. Assim como na adolescência, são as grandes transformações corporais e existenciais biologicamente determinadas que irão desencadeá-los, lançando uma semente de inquietação, instalando uma ordem diferente e exigindo adaptações e integração.

Toda crise nos coloca diante de emergências, enfrentamentos, superações, desafios. Existem as crises que ocorrem mais próximas do sujeito, outras parecem estar na ordem das coisas do mundo, externas ao indivíduo. Então, é impossível separar o sujeito da cultura; há uma profunda interação entre ambos. Nesse contexto, a sexualidade ganha a feição do universo cultural em que se insere, modelada pelos valores vigentes em cada época.

Como na adolescência, a crise no climatério deveria ser de passagem: de um lado entram em cena os hormônios, do outro, eles saem do palco. A climatérica necessita redimensionar seus valores, mudar comportamentos rígidos, quebrar tabus, assimilar mudanças na imagem corporal a partir do balanço entre passado, presente e futuro. O climatério é também um tempo de desistências:

o vigor físico, o frescor da pele, a cintura, aquela barriguinha, as pernas torneadas. Os filhos adultos, casa vazia. O luto pelos pais.

'A maioria das mulheres envelhece dolorosamente: sentindo vergonha. Para a mulher, envelhecer não é só seu destino... é também vulnerabilidade. A mulher mergulha numa revisão de sua vida diante das falhas menstruais. Chegou a hora da verdade' (MONTGOMERY)."

(Hiran Jacques de Oliveira Mota
ginecologista-obstetra, São João del-Rei/MG)

Maternidade tardia

> O direito à maternidade tardia é e será uma conquista da mulher moderna. Em um mundo em que viver é lutar, a mulher aprendeu que para dar vida é necessário primeiro que ela tenha vida (LOPES, 2002, p. 2).

Com tantas conquistas femininas nos âmbitos sociais, políticos, financeiros, afetivos e sexuais, a mulher moderna também pode se ver vitoriosa em relação à reprodução. Um grande passo foi dado pela Medicina. Se antes era limitado o tempo considerado ideal para a gestação, hoje já é possível a gravidez de uma mulher que já tenha passado dos 35 anos, idade na qual teria fim o período de melhor vida fértil da mulher. Esse avanço da Medicina é emergencial tendo em vista que, com a emancipação feminina que colocou a mulher num mercado estudantil e profissional competitivos, sabemos que às vezes o projeto de ser mãe é adiado. A mulher nos nossos dias estuda mais, trabalha mais, empenha-se mais. E isso demanda tempo.

> Nos últimos vinte e cinco anos, comparativamente aos homens, as brasileiras adquiriram mais escolaridade. A vantagem feminina pode ser verificada pela parcela de mulheres entre as pessoas com nove ou mais anos de estudo: 55% contra 45% dos homens. De todos os brasileiros que terminaram a universidade, 56% são do sexo feminino (CARELLI, 2003, p. 61).

A competitividade, a instabilidade no emprego e a exigência por melhor qualificação fazem com que ela questione sobre o momento mais apropriado para vivenciar a maternidade. A mulher não quer depender financeiramente do marido. Ela busca caminhar com suas próprias pernas. Tomemos como exemplo uma estudante de Medicina que conclui o curso por volta de 26 anos. Depois da graduação vem a residência, que dura por volta de três anos, e alguns anos de sobrevivência em plantões. Espera-se, ainda, uma estabilidade profissional que só o tempo é capaz de trazer. Assim, somente após os 35 anos, por exemplo, essa mulher teria mais disponibilidade para ter filhos e poder dedicar-se a eles.

Não podemos nos esquecer de que outros fatores também podem levar a mulher a adiar a maternidade. Um casamento conturbado, o fato de não encontrar um parceiro que inspire confiança e problemas na família podem contribuir para que ela tenha na vida outras prioridades. Se por um lado há mulheres que escolhem ser mães com mais idade, há também aquelas que não são favorecidas pelas circunstâncias.

Uma boa notícia é a evolução da Medicina nos últimos anos na área da reprodução humana. A sociedade vem sendo influenciada pelo desenvolvimento de técnicas que vencem as limitações impostas pela natureza. Muitas mulheres, que durante anos tentaram engravidar, somente agora, com sofisticados exames e tratamentos especiais, podem conquistar esse trunfo. Mas esse progresso da Medicina não é garantia de êxito. Podem surgir insucessos nessa empreitada. É claro que, comparativamente a tempos atrás, é indiscutível o avanço nesse sentido.

Atualmente, não são raros os casos de mulheres que cuidam sozinhas de seus filhos. A dificuldade em encontrar um parceiro ideal não é mais empecilho para a mulher que quer tornar-se mãe. Para as de boa condição financeira, a inseminação artificial pode ser uma alternativa. Fato é que vem aumentando o número de mulheres que sustentam seus filhos e suas casas, mesmo com dificuldades.

A possibilidade da maternidade tardia é importante também para as que fazem opção de se tornarem mães com uma idade mais avançada por convicção de que, talvez, só nessa hora estejam dispostas, maduras e preparadas para o desafio. Afinal, o medo e a insegurança que imperam nos dias de hoje fazem com que muitas mulheres, conscientes de sua responsabilidade, esperem um momento de mais maturidade, estabilidade e disponibilidade para ter filhos.

> **"**Medos? Dúvidas? Angústias? Será que somente esses sentimentos se relacionam a uma gravidez tardia? Para mim, em particular, não. A primeira gravidez foi aos 35 anos. Agora, grávida

pela segunda vez, aos 39 anos, me sinto feliz e realizada.

Do ponto de vista biológico, sei que este não é o momento ideal. Mas, do ponto de vista psicológico, me considero no momento certo.

Aos 20, 30 anos, jamais passava pela minha cabeça a ideia de ser mãe. Aos 40, com a gravidez extremamente planejada, me sinto preparada para assumir todos os riscos decorrentes dela e todas as mudanças que os filhos trazem para nossa vida.

Neste momento, me sinto mais consciente do meu papel de mulher, mãe e esposa. A gravidez tardia foi uma opção consciente. Jamais voltaria no tempo para mudar esta história."

(S.S.B.C., empresária, 40 anos)

Há, entretanto, argumentos médicos sérios que combatem essa opção da mulher. Por ser a gestação tardia um estágio de risco e, assim, demandar acompanhamento mais minucioso e comprometedor, o obstetra resiste com certa frequência. Não podemos negar, porém, que até mesmo o risco é um direito da mulher. Na verdade, a maternidade não é mais um privilégio da juventude. Que fique claro que a mulher deve reconhecer suas limitações e os riscos de uma maternidade tardia, para que não se frustre com as dificuldades. E, para isso, o equilíbrio e o bem-estar emocional e físico são importantes. Nessas horas, a relação com o ginecologista é fundamental, bem como manter-se informada.

E o que dizer daquela mulher que somente aos 40 anos encontra um parceiro que inspire confiança e desperte nela a vontade de ser mãe e constituir família? Que as mulheres estejam alertas e bem-informadas sobre as possibilidades que as cercam.

> "Acredito que nós, mulheres de 40 anos, não sejamos sexualmente e afetivamente muito diferentes das mais jovens. O que muda é a responsabilidade adquirida nos lindos anos vividos e que nos deixa menos relaxadas para uma vida vibrante e interessante como nos 20 anos. Se 'chutamos o balde', podemos ter prazeres quase adolescentes, paixões loucas, coração livre para sonhar...
>
> Mas essa nunca foi a minha característica, nem mesmo quando novinha eu me envolvia em paixões sem explicação, amores não correspondidos, fantasias com o príncipe encantado... Talvez esse meu 'pé no chão' tenha me tirado o prazer de sonhar acordada e afete de alguma forma meus dias de hoje.
>
> O lado positivo que vejo em nunca ter vivido uma paixão louca é ver que não preciso disso para ser feliz. Sei que uma união afetiva não precisa necessariamente ser ligada a acrobacias sexuais para ser boa, que mesmo o sexo mais 'calminho' pode ser muito bom, principalmente quando é o homem escolhido que está conosco.

Acho que a idade nos deixa menos ansiosas sexualmente e mais ansiosas afetivamente. O cansaço e as preocupações com o trabalho e a família nos tiram um pouco da energia para o sexo com constância e ardor. Então (quando não preferimos dormir), nos acostumamos a ser menos exigentes, um sexozinho 'papai e mamãe' cai muito bem. E o afeto acaba por ocupar um lugar maior e mais importante, já que a relação familiar invade grandes espaços em nós.

O lado negativo de não ter vivido uma grande paixão seria provavelmente não alimentar esse desejo natural e deixar as coisas fluírem mais mornas do que poderiam ser, podendo acabar por 'esfriar' uma relação.

Na fase atual, 'gravidíssima' que estou, minha libido foi para onde eu não sei, e o maridão se distanciou (não como causa e consequência). O afeto e o sexo estão bem longe de mim no momento. Mas são esses mesmos 40 anos que me deixam menos fogosa, que me fazem ver que esta fase pode passar e que é até bom que aconteça para sacudir a poeira e trazer dias renovados. Afinal, não é porque paixão nunca me fez falta que não faça falta o maridão...**"**

(G.S., dentista, 40 anos)

Mais, ainda...

Sabedoria, coragem, serenidade e autoconhecimento são alguns dos benefícios trazidos pela idade. Engana-se quem pensa que a maturidade não traz bons frutos. É oportuno saber colhê-los. A passagem pelos 40 anos não significa uma etapa de sofrimentos e perdas. Fazer um balanço de vida, rever valores, usufruir as conquistas, "dar uma reviravolta", priorizando as coisas deixadas de lado e aquelas que sempre habitaram os desejos mais íntimos que tiveram que ser adiados ou esquecidos podem vir a ser uma opção de vida. Quarenta anos possibilitam um tempo de mudança. Que a maturidade, as experiências, as perdas de até então e o autoconhecimento contribuam para a mulher vislumbrar não só um futuro mas também um presente melhor. E que ela tenha coragem para mudar. Para se realizar.

Nessa etapa da vida, as transformações físicas são reais e visíveis. A condição psicológica e os conflitos e experiências internas se registram no físico, no semblante.

Sabendo colher o bom do amadurecimento, a mulher pode viver a liberdade, sua maior conquista. O processo de libertação é longo, complexo e enriquecedor. Vale dizer que a maior liberdade é aquela adquirida consigo mesma, com suas lutas internas, suas conquistas pessoais. Isso pode ser muito atraente e estimulante.

A mulher de 40 anos não precisa de manual para sobreviver às mudanças que a idade traz: ela tem a intuição como grande aliada. Em seu aprendizado sobre a sua sexualidade, ela reconhece que sua sedução está no olhar, e que este não envelhece nunca. Cuidando do corpo, da saúde e do intelecto, a mulher aprende que a vaidade não precisa escravizar. A vaidade pode, sim, trazer bem-estar e significar cuidado, na medida certa é sinal de afeto, respeito e carinho consigo mesma. A mulher de 40 anos já deve ter aprendido que a alegria é fundamental, que ela dá energia e paz.

A mulher fantasia, durante toda a vida, ser amada com paixão. Ela quer sentir-se sedutora, ser prioridade na vida do parceiro ou da parceira. Quer poder sonhar. E sonha.

Quando escolhe a vida a dois, sabe que é preciso torná-la possível, cultivá-la, colori-la e promover o companheirismo. Buscar a sua singularidade é o que faz diferença. Responder pelo seu próprio desejo.

Talvez o maior ganho da mulher climatérica tenha sido o reconhecimento de que a sexualidade – maior conquista feminina nessa geração – não cessa com o tempo, apenas se aperfeiçoa. A possibilidade de falar, de cuidar, de explorar e descobrir o potencial sexual torna a mulher de 40 anos uma guerreira. É a mulher na constante busca pela sua realização afetiva e sexual. Ativa, segura e serena, ela caminha fazendo escolhas e vislumbrando novas possibilidades.

A mulher de hoje tem uma missão generosa a cumprir: legar aos filhos e às gerações vindouras a certeza de que amadurecer não é sinônimo de sofrimento ou depressão. Ela tem um modelo melhor de vida a apresentar. Ser mãe, dona de casa, profissional, investir no estudo e voltar o olhar para si. Essas são algumas atribuições da mulher na nossa sociedade, que pode ainda aproveitar das conquistas de mulheres de outras épocas: ela pode continuar a busca pelo seu espaço no mercado de trabalho, na relação de igualdade entre o parceiro ou a parceira e na vida. A cada dia.

Aos 40 anos, a mulher pode viver sua sexualidade e seus afetos de maneira saudável. Isso pode acontecer antes, e o bom é que já aconteça desde cedo, mas, com a maturidade, somam-se as experiências, o que traz serenidade. Sem a ansiedade comum à juventude e a inquietação dessa fase, ela pode voltar-se para sua sexualidade, para seu corpo e para seus afetos.

Aos 40 anos, a mulher sabe do gosto das lutas, do sabor das vitórias, das amarguras das perdas, do prazer dos desafios, da alegria da ousadia e do valor da cumplicidade.

A mulher de 40 não tem medo de morrer. Tem medo de não viver.

Referências

ABDO, Carmita Helena Najjar. *Sexualidade humana e seus transtornos*. 2. ed. São Paulo: Lemos Editorial, 2000.

BEAUVOIR, Simone de. *O segundo sexo*. 6. ed. Rio de Janeiro: Nova Fronteira, 1980.

BERENSTEIN, Eliezer. *A inteligência hormonal da mulher*. Rio de Janeiro: Objetiva, 2001.

BUITONI, Dulcília Schroeder. *Imprensa feminina*. São Paulo: Ática, 1986.

BUTLER, Robert N.; LEWIS, Myrna I. *Sexo e amor na terceira idade*. 2. ed. São Paulo: Summus Editorial, 1985.

CARELLI, Gabriela. Com filhos no currículo. *Revista Veja*, São Paulo, ano 36, n. 6, p. 59-62, 12 fev. 2003.

FRAIMAN, Ana Perwin. *Sexo e afeto na terceira idade*. 3. ed. São Paulo: Gente, 1994.

FREUD, Sigmund. *Edição standard brasileira das obras psicológicas completas de Sigmund Freud*. Rio de Janeiro: Imago, 1980.

GREGERSEN, Edgar. *Práticas sexuais – A história da sexualidade humana*. São Paulo: Roca, 1983.

HOUAISS, Antônio; VILLAR, Mauro de Salles; FRANCO, Francisco Manoel de Mello. *Dicionário Houaiss da língua portuguesa*. Rio de Janeiro: Objetiva, 2001.

KAPLAN, Helen Singer. *A nova terapia do sexo*. Rio de Janeiro: Nova Fronteira, 1994.

LEMOS, Regina. *Quarenta – A idade da loba*. 6. ed. São Paulo: Globo, 1994.

LINDBERGH, Anne Morrow. *Presente do mar* (Tradução: Beatriz Araújo Zamprogno). 12. ed. Belo Horizonte: Crescer, 2002.

LOPES, Gerson *et al*. *Patologia e terapia sexual*. São Paulo: Medsi, 1994.

LOPES, Gerson; MAIA, Mônica. *Sexualidade e envelhecimento*. 3. ed. São Paulo: Saraiva, 1995.

LOPES, Gerson. *Sexualidade feminina*. São Paulo: BYK Química e Farmacêutica, 2002.

LOPES, Gerson. *Sexualidade humana*. 2. ed. São Paulo: Medsi, 1993.

MALDONADO, Maria Teresa; GOLDIN, Alberto. *Maiores de 40*. 6. ed. São Paulo: Editora Saraiva, 2000.

MARZANO, Sylvia Faria, *CEDES*. Disponível em: <http://www.isexp.com.br/si/site/4060?idioma=portugues>. Acesso em: 26 jan. 2006.

MONTEIRO, Dulcinéa da Mata Ribeiro *et al*. *Depressão e envelhecimento – saídas criativas*. Rio de Janeiro: Livraria e Editora Revinter, 2002.

MURARO, Rose Marie; BOFF, Leonardo. *Feminino e masculino*. Rio de Janeiro: Sextante, 2002.

O'CONNOR, Dagmar. *Fazendo amor com amor*. 4. ed. Rio de Janeiro: Rosa dos Ventos, 2001.

PARKER, Richard G. *Corpos, prazeres e paixões. A cultura sexual no Brasil* (Tradução: Mª. Therezinha M. Cavallari). 3. ed. São Paulo: Best Seller, 1991.

QUINTÃO, Fátima. *Confissões de uma mulher de 40*. Belo Horizonte: Ophicina de Arte e Prosa, 1998.

REVISTA SEMPRE VIVA: Primeiro programa dirigido à mulher no climatério. São Paulo:Sobrac, abril de 2000.

ROSENTHAL, Saul H. *Sexo depois dos 40*. (Tradução: Alexandre Martins) Rio de Janeiro: Ediouro Publicações, 2001.

SUPLICY, Marta. *Conversando sobre sexo*. 20. ed. Rio de Janeiro: Vozes, 1999.

VIORST, Judith. *Perdas necessárias*. São Paulo:Melhoramentos, 1988.

VITTELLO, Nelson. *Revista Sexo e Saúde*, n. 1, São Paulo, Lymay Editora.

Contato com a autora:
e-mail: reginabeatriz@mgconecta.com.br

Este livro foi composto com tipografia Minion Pro e impresso em papel Chamois Bulk 90 g na Gráfica e Editora Del Rey.